医疗机构处方审核要点专家共识

主　编　杜小莉　梅　丹

副主编　陆　进　刘　芳　闫素英

编　者（按姓氏笔画排序）

王彦改　王海莲　毛　敏　毛　璐　孔旭东　白　帆
刘　芳　刘　莹　闫素英　杜小莉　杜博冉　李朋梅
李建涛　李潇潇　杨　珺　邹羽真　陆　进　赵　静
柳　芳　姜微哲　梅　丹　董淑杰

审阅者（按姓氏笔画排序）

王晓玲　毛　璐　史亦丽　白　帆　冯　雷　刘　桦
刘容吉　闫素英　闫雪莲　孙雯娟　杜小莉　李　静
李国辉　杨　阳　杨　珺　沈　素　陆　进　林晓兰
果　伟　周　颖　郑英丽　赵　悦　赵　彬　赵志刚
赵荣生　赵蕾蕾　胡　扬　战寒秋　段京莉　姜微哲
夏文斌　唐　彦　梅　丹　韩丽珠　甄健存　谭　玲

秘　书　肖　然

人民卫生出版社
·北京·

图书在版编目(CIP)数据

医疗机构处方审核要点专家共识/杜小莉,梅丹主编. —北京:人民卫生出版社,2023.3
ISBN 978-7-117-34604-7

Ⅰ.①医… Ⅱ.①杜…②梅… Ⅲ.①医药卫生组织机构－处方－检查 Ⅳ.①R451

中国国家版本馆 CIP 数据核字(2023)第 043302 号

人卫智网	**www.ipmph.com**	医学教育、学术、考试、健康,购书智慧智能综合服务平台
人卫官网	**www.pmph.com**	人卫官方资讯发布平台

医疗机构处方审核要点专家共识

Yiliao Jigou Chufang Shenhe Yaodian Zhuanjia Gongshi

主　　编:杜小莉　梅　丹
出版发行:人民卫生出版社(中继线 010-59780011)
地　　址:北京市朝阳区潘家园南里 19 号
邮　　编:100021
E - mail: pmph @ pmph.com
购书热线:010-59787592　010-59787584　010-65264830
印　　刷:三河市尚艺印装有限公司
经　　销:新华书店
开　　本:850×1168　1/32　印张:8.5
字　　数:213 千字
版　　次:2023 年 3 月第 1 版
印　　次:2023 年 4 月第 1 次印刷
标准书号:ISBN 978-7-117-34604-7
定　　价:49.00 元

打击盗版举报电话: 010-59787491　E-mail: WQ @ pmph.com
质量问题联系电话: 010-59787234　E-mail: zhiliang @ pmph.com
数字融合服务电话: 4001118166　E-mail: zengzhi @ pmph.com

序

世界医学之父希波克拉底说："医生有三大法宝：语言、药物和手术刀。"从古至今，药物治疗在患者的救治中始终占有非常重要的地位。药品由医生处方，经药师调配发给患者。调剂是药师执业之本，是每位药师的基本功。处方审核则是处方调配的关键环节。经审核过的处方才能确保在正确的时间，以正确的药物、正确的剂量，通过正确的途径给予特定的患者。因此，处方审核是合理用药的重要防线。

我国药师在长期处方审核工作中积累了丰富的经验，但随着近年生命科学的突飞猛进，临床学科精准细分，创新药物不断涌现，诊疗技术日新月异，AI 技术的后台助力，加之我国的医药人文背景，处方审核工作面临诸多挑战，但这也是提升处方审核水平的难得机遇。

药师要准确、充分、快速地审核处方，是需要工具的。目前，我国关于处方审核的专著较少，在上述背景下，我欣喜地看到了由北京协和医院牵头，多家知名医院参与编写的《医疗机构处方审核要点专家共识》。本书贴合临床一线工作特点和需求，以处方审核技术要点为主线，内容覆盖临床常见疾病、重点药物及特殊人群的药物治疗等。其特点是强调权威，科学有据，重点突出，简明实用，本书是为承担处方审核的药师献上的实用的案头参考书。

我国药学服务正处在工作模式转换阶段，即从"以药品为中心"转变为"以患者为中心"。提高处方审核的专业水平也是对药师工作模式转变和药学学科建设的重要贡献。

药师是医疗卫生团队的重要部分，从做好处方审核开始，为合理用药保驾护航，在点点滴滴的日常工作中实现职业价值，提升药师的社会形象。

最后，衷心祝贺本书闪亮出版，感谢作者团队充满智慧的辛勤付出。

北京协和医院主任药师

李大魁

2023 年 1 月

处方审核是保障临床合理用药的一道重要防线，也是医院药师为患者提供药学服务的重要组成部分。2018年国家颁布的《医疗机构处方审核规范》进一步明确了药师对处方审核的责任。但目前我国尚无关于处方审核具体内容的行业标准、指南或者共识，这导致处方审核工作缺乏统一规范，药学服务质量参差不齐。

为有效提高医院药师的处方审核能力，帮助其准确、充分、快速地发现处方中的问题，由北京协和医院牵头，组织多家知名三甲医院的具有扎实的专业知识基础、丰富的实际工作经验的药师，按临床专科及专题分类，撰写了处方审核技术要点，并由19位权威药学专家共同审阅修改，形成了《医疗机构处方审核要点专家共识》（以下简称《共识》）。本《共识》由18章内容组成，包括医疗机构处方审核要点通则专家共识，以及糖尿病治疗药物、高血压治疗药物、冠心病治疗药物、脑血管病治疗药物、慢性阻塞性肺疾病及哮喘治疗药物、消化系统常见疾病治疗药物、骨质疏松症治疗药物、综合医院常用精神药物、肠外肠内营养药物、抗菌药物、抗肿瘤细胞毒性药物、抗肿瘤内分泌治疗药物、抗肿瘤靶向药物与免疫检查点抑制剂、成人急性白血病和淋巴瘤治疗药物、中成药、儿科常用药物、妊娠期及哺乳期用药处方审核要点专家共识，基本覆盖了临床常见病和常用药物及重要特殊人群。

在编写过程中，作者依据国家相关法律法规和文件，参考最新版药品说明书、权威指导原则、诊疗指南等资料,结合各综合医院和专科医院的临床实践经验,以保证《共识》内容的科学性和可靠性。此外,我们按临床专科系列、药物类别系列和特殊人群系列分别采用统一的编写体例,以求风格统一,便于读者理解应用。希望本《共识》的建立有助于统一不同医疗机构处方审核规范,促进不同医疗机构药学服务质量的同质化,提升全国各地区合理用药的水平。

特别感谢《共识》专家组成员为本书贡献的宝贵智慧和精力。他们是段京莉,李国辉,李静,李朋梅,刘桦,陆进,梅丹,沈素,史亦丽,谭玲,王晓玲,夏文斌,闫素英,战寒秋,赵荣生,赵志刚,甄健存,郑英丽,周颖。

受时间和水平所限,本书内容恐有疏漏之处,欢迎广大读者不吝批评指正。

编者

2023 年 1 月

目　录

第一章

医疗机构处方审核要点通则
专家共识

处方审核是保障患者合理用药的一道重要防线，也是医院药师为患者提供药学服务的重要组成部分。2018年国家颁布的《医疗机构处方审核规范》明确了药师对处方审核的责任。为有效提高医院药师的处方审核能力，帮助其准确、充分、快速地发现处方中的问题，我们组织多家三甲医院的药学专家，依据《中华人民共和国药品管理法》《医疗机构药事管理规定》《处方管理办法》《医院处方点评管理规范（试行）》等有关文件，参考国家药品监督管理局审批的最新版药品说明书、国家处方集、国家卫生行政部门发布的临床诊疗规范及国家级学会发布的相关诊疗指南和专家共识等资料，结合各综合医院和专科医院的临床实践经验，经多次讨论，制定本共识，以期为规范医疗机构的审方行为、提高临床合理用药水平提供参考。

一、定　义

处方审核是指药学专业技术人员运用专业知识与实践技能，根据相关法律法规、规章制度与技术规范等，对医师在诊疗活动中为患者开具的处方，进行合法性、规范性和适宜性审核，并作出是否同意调配发药决定的药学技术服务。本共识所称处方包括门诊纸质处方、电子处方、病区用药医嘱单及互联网处方。

二、处方审核依据

处方审核依据包括国家相关法律法规和规范性文件、药品说明书、国家级学会/协会发布的经国家卫生健康管理部门认可的诊疗规范、临床诊疗指南、临床路径和国家处方集等。

药品说明书作为适应证、禁忌证、常规用法用量等的重要依据；诊疗规范、临床诊疗指南和临床路径作为各专科用药规范的参考依据；权威数据库和专著，例如 Micromedex 和《马丁代尔药物大典》主要用于提供超说明书用药等的依据。

三、处方审核内容

处方审核内容包括处方合法性、规范性和适宜性。

（一）处方合法性

1. 确认是本医疗机构的处方。

2. 处方医师应有相应药品的处方资格，即应具备处方权，没有超执业范围处方。

3. 麻醉药品、第一类精神药品、医疗用毒性药品、放射性药品、特殊使用级或限制使用级抗菌药物等药品处方是否由具有相应处方权的医师开具。

（二）处方规范性

1. 处方是否符合规定的标准和格式，处方医师签名或加盖的专用签章有无备案，电子处方是否有处方医师的电子签名。

2. 处方前记、正文和后记是否符合《处方管理办法》等有关规定，文字是否正确、清晰、完整。

3. 年龄应当为实足年龄，新生儿、婴幼儿应当写日、月龄，必要时要注明体重。

4. 每张处方不得超过5种药品。

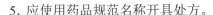

5．应使用药品规范名称开具处方。

6．药品剂量、规格、用法、用量准确清楚，不得使用"遵医嘱""自用"等含糊不清字句。

7．处方修改是否签名并注明修改日期，或药品超剂量使用是否注明原因和再次签名。

8．开药数量、天数与疗程应当根据医保规定及国家发布的特殊药品管理规定判断是否符合要求。

9．中成药的处方书写应当符合《中药处方格式及书写规范》。

（三）用药适宜性

1．处方开具的临床诊断与药品说明书中的【适应证】/【功能主治】/【作用与用途】是否相符。

2．说明书规定必须做皮试的药品，开具时需注明过敏试验或皮试结果。

3．给药剂量、给药频次是否正确，日剂量总和是否适宜。

（1）处方开具药品的用法、用量、日总剂量与药品监督管理部门批准的药品说明书是否相符。

（2）特殊情况是否按需要调整用量。

4．选用剂型与给药途径是否适宜。例如：

（1）鼻炎用喷鼻剂开成哮喘用粉吸入剂。

（2）妇科用栓剂开成皮肤用软膏剂。

（3）只能静脉注射的药品开成肌内注射或皮下注射。

（4）外用药品的用法写为口服。

（5）肌内注射的药品开成静脉注射。

（6）注射用药品作为外用冲洗药，但给药途径写为注射。

5．是否存在重复给药　包括西药与西药、中成药与中成药、中成药与西药、中成药与中药饮片之间是否存在重复给药。

（1）同一种药物同时重复使用，如成分相同但商品名或剂型不同的药物合用、单一成分制剂与含有该成分的复方制剂合用。

（2）药理作用相同或功能主治相同或相似且不宜联用的药物合用，如两个或两个以上非甾体抗炎药合用。

6. 是否存在配伍禁忌或有严重不良后果的药物相互作用。

（1）配伍禁忌是指两种或两种以上药物联合使用时发生的可见或不可见的物理或化学变化，如出现沉淀或变色，导致药物疗效降低。

（2）不良相互作用是指由于机体因素，包括药物吸收、分布、代谢和排泄相关的酶、转运蛋白以及受体等因素导致的药效减弱或毒副作用增强，常以药物不良反应的形式表现出来。此处仅包括严重临床后果（即有临床意义）的相互作用。

7. 是否有用药禁忌。

（1）儿童、老年人、孕妇及哺乳期妇女、脏器功能不全患者是否有禁忌使用的药物。（备注：尽管美国 FDA 于 2015 年公布了新的妊娠期哺乳期用药规则，但目前诸多参考资料依旧保留了原有 ABCDX 字母风险分类，为方便读者参照，本书保留了药物的妊娠期分级。）

（2）患者用药是否有食物及药物过敏史禁忌证、诊断禁忌证、疾病史禁忌证与性别禁忌证。

8. 溶媒的选择、用法用量是否适宜，静脉输注的药品给药速度是否适宜。

（1）需要稀释或溶解的药物，溶媒的种类和用量是否符合说明书规定。

（2）静脉输注的药品给药速度或时间是否符合说明书规定。

9. 超说明书用药是否合理，由于国家目前尚未发布相关规定，建议按照各医院的内部规定进行审核，以下情形可考虑判定为合理。

（1）相同通用名药品的国外药品说明书已经标注的。

（2）已有权威学术组织发布指南认可的。

（3）国内外权威药学专著已经载明的。

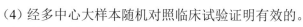

（4）经多中心大样本随机对照临床试验证明有效的。

以下情形不建议作为合理的超药品说明书用药：

（1）未经科研试验证实的，医师基于自己的知识和经验的创新应用。

（2）医疗界既有习惯用法，但无证据支持。

（3）已经有其他药物的获批适应证包括需要治疗的病症时，不建议超说明书用药，但患者因故不能应用替代药物的情况除外。

10．是否存在其他用药不适宜情况。

四、处方审核步骤

第一步：形式审查，核查处方的合法性与规范性。

第二步：关注是否为特殊人群，并排查是否存在相关禁忌。

第三步：判断处方用药与诊断是否相符。

第四步：需要皮试的药物，是否皮试并注明"皮试阴性"。

第五步：检查是否存在重复用药或有严重不良后果的药物相互作用。

第六步：检查给药剂量、给药频次是否正确，日剂量总和是否适宜；选用剂型与给药途径是否适宜。

第七步：检查开药数量、天数与疗程是否符合医保政策和法律法规要求。

注：开展处方前置审核的医疗机构审核步骤可根据具体情况调整，但应该覆盖上述审核内容。

五、处方审核结果

处方审核结果分为合理处方、不合理处方两类。不合理处方包括不规范处方、用药不适宜处方及超常处方。合理处方可进入调配发药环节；不合理处方应当告知处方医师，建议其修改或者重新开具处方；处方医师不同意修改时，应当请医师双签字后，药师记录备案并纳入处方点评；药师发现严重不合理用药或者用药错误时应当拒绝调配，及时告知处方医师并记录，按照有关规定报告。

应拒绝调配的情形包括：

1. 麻醉药品、第一类精神药品处方的合法性及规范性存在问题。

2. 需要皮试的药物，未做皮试或未给出皮试阴性的结果。

3. 存在禁忌证用药，如特殊人群用药禁忌等。

4. 剂量、频次超出安全范围。

5. 超说明书用药未在本医疗机构备案且证据不充分。

6. 药物间存在可能导致严重后果的配伍禁忌或相互作用。

7. 有可能导致严重后果的重复用药。

8. 其他违背处方管理办法的不合理处方。

（白帆、李建涛、杜小莉撰写，《共识》专家组审阅）

参 考 文 献

[1] 中华人民共和国卫生部. 处方管理办法［EB/OL］.（2007-02-14）［2022-12-20］. http://www.nhc.gov.cn/wjw/c100022/202201/601940f66bbe4f24b0c5734f04e53543.shtml.

[2] 中华人民共和国卫生部. 关于印发《医院处方点评管理规范（试行）》的通知（卫医管发〔2010〕28号）［EB/OL］.（2010-02-10）［2022-12-20］. http://www.nhc.gov.cn/wjw/ywfw/201306/094ebc83dddc47b5a4a63ebde7224615.shtml.

[3] 国家中医药管理局. 国家中医药管理局关于印发中药处方格式及书写规范的通知（国中医药医政发〔2010〕57号）［EB/OL］.（2010-10-20）［2022-12-20］. http://www.natcm.gov.cn/yizhengsi/gongzuodongtai/2018-03-24/3056.html.

[4] 中华人民共和国卫生部办公厅. 卫生部办公厅关于转发《北京市医疗机构处方专项点评指南（试行）》的通知（卫办医管函〔2012〕1179号）[EB/OL].（2012-12-26）[2022-12-20]. http://www.nhc.gov.cn/yzygj/s3590/201212/93a34b9643bc47c5acf138228c69a60e.shtml.

[5] 国家卫生健康委员会办公厅, 国家中医药管理局办公室, 中央军委后勤保障部办公厅. 关于印发医疗机构处方审核规范的通知（国卫办医发〔2018〕14号）[EB/OL].（2018-06-29）[2022-12-20]. http://www.nhc.gov.cn/yzygj/s7659/201807/de5c7c9116b547af819f825b53741173.shtml.

第二章

糖尿病治疗药物处方审核要点专家共识

一、糖尿病药物治疗概述

糖尿病在病因学上分为四个主要类型：1 型糖尿病（diabetes mellitus type 1，T1DM）、2 型糖尿病（diabetes mellitus type 2，T2DM）、特殊类型糖尿病、妊娠糖尿病。我国糖尿病人群中 T2DM 患者占 90% 以上，本章所述的处方审核要点主要围绕 T2DM 的高血糖治疗药物展开。

血糖控制目标须个体化，对于新诊断、年轻、无严重并发症或合并症的 T2DM 患者建议及早严格控制血糖，以降低糖尿病并发症的发生风险；对于糖尿病病程较长、年龄较大、已有心血管疾病的 T2DM 患者要注意预防低血糖，充分评估严格血糖控制的利弊得失。

《中国 2 型糖尿病防治指南（2020 年版）》推荐 T2DM 患者高血糖的一线治疗是生活方式管理和二甲双胍。如无禁忌证，二甲双胍应一直保留在治疗方案中。有二甲双胍禁忌证或不耐受二甲双胍的患者可根据情况选择胰岛素促泌剂、α- 葡糖苷酶抑制药、噻唑烷二酮类、二肽基肽酶Ⅳ抑制剂（DPP-4 抑制剂）、钠 - 葡萄糖共转运蛋白 2 抑制剂（SGLT2 抑制剂）或胰高血糖素样肽 -1 受体激动剂（GLP-1 受体激动剂）。使用一种口服药治疗而血糖仍不达标的患者应根据其病情特点选择两种或三种作用机制不同的药物联合治疗。如血糖仍不达标，应调整治疗方案为胰岛素注射治疗。

根据药物疗效、安全性、卫生经济学等方面的临床证据以及我国国情等因素权衡考虑，《中国 2 型糖尿病防治指南（2020 年版）》推荐了主要药物治疗路径（图 2-1）。

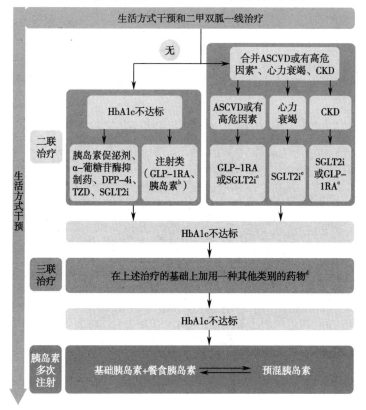

注：HbA1c 为糖化血红蛋白；ASCVD 为动脉粥样硬化性心血管疾病；CKD 为慢性肾脏病；胰岛素促泌剂包括磺脲类药物和格列奈类药物；TZD 为噻唑烷二酮类药物；DPP-4i 为二肽基肽酶Ⅳ抑制剂；SGLT2i 为钠 - 葡萄糖共转运蛋白 2 抑制剂；GLP-1RA 为胰高血糖素样肽 -1 受体激动剂。ª 高危因素指年龄 ≥55 岁伴以下至少 1 项：冠状动脉或颈动脉或下肢动脉狭窄≥50%，左心室肥厚；ᵇ 通常选用基础胰岛素；ᶜ 加用有 ASCVD、心力衰竭或 CKD 获益证据的 GLP-1RA 或 SGLT2i；ᵈ 有心力衰竭患者不用 TZD。

图 2-1　T2DM 高血糖简易治疗路径

二、高血糖治疗药物分类与特点

高血糖治疗药物的分类与特点见表 2-1～表 2-4。

表 2-1　高血糖治疗药物的分类与特点

药物分类	作用特点	可降低 HbA1c 幅度
双胍类	减少肝脏的葡萄糖输出,改善外周胰岛素抵抗	1.0%～1.5%
磺脲类	直接刺激胰岛 β 细胞分泌胰岛素	1.0%～1.5%
格列奈类	直接刺激胰岛 β 细胞分泌胰岛素	0.5%～1.5%
噻唑烷二酮类	改善胰岛素抵抗	0.7%～1.0%
α- 葡糖苷酶抑制药	延缓碳水化合物在肠道内的消化吸收	0.4%～0.9%
DPP-4 抑制剂	减少 GLP-1 分解,间接促进胰岛素分泌	0.4%～0.9%
SGLT2 抑制剂	减少肾小管重吸收葡萄糖,增加肾脏的葡萄糖排出	0.5%～1.2%
GLP-1 受体激动剂	模拟肠促胰素 GLP-1 的作用	约 1.0%
胰岛素制剂	调节碳水化合物、蛋白质和脂类代谢	—

表 2-2　常用胰岛素制剂的分类与特点

药物名称	起效时间	达峰时间	作用持续时间
短效胰岛素			
常规胰岛素	0.5～1h	2～4h	5～7h
重组人胰岛素 [a]	0.5h 内	1.5～3.5h	7～8h
中效胰岛素			
精蛋白重组人胰岛素 [b]	1～2h	4～12h	14～24h
长效胰岛素			
精蛋白锌胰岛素 [a]	3～4h	12～24h	24～36h
速效胰岛素类似物 [c]			
门冬胰岛素	10～15min	1～2h	4～6h

续表

药物名称	起效时间	达峰时间	作用持续时间
赖脯胰岛素	10～15min	1～1.5h	4～5h
谷赖胰岛素	10～15mim	1～2h	4～6h
长效胰岛素类似物[c]			
甘精胰岛素 U100	2～3h	无峰	30h
甘精胰岛素 U300	6h	无峰	36h
地特胰岛素	3～4h	3～14h	24h
德谷胰岛素	1h	无峰	42h
预混人胰岛素[c]			
精蛋白重组人胰岛素（30R，70/30）	0.5h	2～12h	14～24h
精蛋白重组人胰岛素（50R）	0.5h	2～3h	10～24h
预混人胰岛素类似物[c]			
门冬胰岛素 30	10～20min	1～4h	14～24h
门冬胰岛素 50	15min	0.5～1.2h	16～24h
精蛋白锌重组赖脯胰岛素（25R）	15min	0.5～1.2h	16～24h
精蛋白锌重组赖脯胰岛素（50R）	15min	0.5～1.2h	16～24h
双胰岛素类似物[c]			
德谷门冬双胰岛素 70/30	14min	1.2h	超过 24h

注：[a] 信息来自药品说明书；[b] 信息来自 UpToDate 药品各论；[c] 信息来自《中国 2 型糖尿病防治指南（2020 年版）》。

三、高血糖治疗药物常规用法用量

（一）常用口服降血糖药

表 2-3　常用口服降血糖药的常规用法用量

药物名称	常规剂量/（mg/次）	给药频次/（次/d）	剂量范围/（mg/d）	给药时间
二甲双胍（普通制剂）	250/500/850	2～4	250～2 550	餐中/餐后

续表

药物名称	常规剂量 / （ mg/ 次 ）	给药频次 / （ 次 /d ）	剂量范围 / （ mg/d ）	给药时间
二甲双胍 （缓释制剂）	500	1～2	500～2 000	餐中 / 餐后
格列本脲	2.5	1～2	2.5～15	餐时
格列吡嗪 （普通制剂）	5	1～3	2.5～30	餐前 30min
格列吡嗪 （控释制剂）	5	1	5～20	早餐或第一顿正餐时
格列齐特 （普通制剂）	80	1～3	80～320	餐前
格列齐特 （缓释制剂）	30/60	1	30～120	随早餐同服
格列美脲	1/2	1	1～8	早餐或第一顿正餐时
格列喹酮	30	1～3	30～180	餐前 30min
瑞格列奈	0.5/1/2	1～4	0.5～16	餐前
那格列奈	120	1～3	60～360	餐前
罗格列酮	4	1	4～8	不受食物影响
吡格列酮	15/30	1	15～45	不受食物影响
阿卡波糖	50/100	1～3	50～600	同第一口饭嚼服
伏格列波糖	0.2	1～3	0.2～0.9	餐前口服，服药后即刻进餐
西格列汀	100	1	25～100	不受食物影响
利格列汀	5	1	5	不受食物影响
沙格列汀	5	1	2.5～5	不受食物影响
维格列汀	50	1～2	50～100	不受食物影响
阿格列汀	25	1	6.25～25	不受食物影响
达格列净	10	1	5～10	早上服用，不受食物影响
恩格列净	10	1	10～25	早上服用，不受食物影响
卡格列净	100/300	1	100～300	第一顿正餐前服用，不受食物影响

（二）常用GLP-1受体激动剂

表2-4　常用GLP-1受体激动剂的常规用法用量

药物名称	常规剂量 / （mg/ 次）	给药频次 / （次 /d）	剂量范围 / （mg/d）	给药时间	给药途径
短效类					
艾塞那肽	0.005	2	0.01～0.02	餐前 1h 内，2次注射间隔至少 6h	皮下注射
利拉鲁肽	0.6	1	0.6～1.8	一天中任何时间	皮下注射
利司那肽	0.01	1	0.01～0.02	一天中任何一餐前 1h 内	皮下注射
贝那鲁肽	0.1	3	0.3～0.6	三餐前 5min	皮下注射
长效类					
艾塞那肽（缓释制剂）	2	1*	2	一天中任何时间，每周同一天	皮下注射
度拉糖肽	0.75/1.5	1*	0.75～1.5	一天中任何时间，每周同一天	皮下注射
洛塞那肽	0.1/0.2	1*	0.1～0.2	一天中任何时间，每周同一天	皮下注射

注：* 每周 1 次。

（三）常用胰岛素治疗方案

T2DM 患者在生活方式和口服降血糖药联合治疗的基础上若血糖仍未达到控制目标，即可开始口服降血糖药和胰岛素联合治疗。

1. 胰岛素起始治疗

（1）口服降血糖药＋基础胰岛素（中效胰岛素 / 长效胰岛

素类似物）：起始剂量为 0.1～0.3U/（kg·d），睡前注射，根据患者的空腹血糖水平每 3～5 天调整 1～4U，直至空腹血糖水平达标。

（2）口服降血糖药＋预混胰岛素（预混人胰岛素/预混胰岛素类似物）：每日 1 次，起始剂量为 0.2U/（kg·d），晚餐前注射；或每日 2 次，起始剂量为 0.2～0.4U/（kg·d），按 1∶1 分配到早餐前和晚餐前注射。剂量调整同基础胰岛素。

2. 胰岛素多次治疗　在胰岛素起始治疗的基础上，患者的血糖控制仍不达标或反复出现低血糖，需继续优化治疗方案，可选择餐时＋基础胰岛素，每日 2～4 次注射；或预混胰岛素，每日 2～3 次注射。根据睡前和三餐前的血糖水平，每 3～5 天调整 1～4U，直至血糖水平达标。

四、高血糖治疗药物处方审核要点

共同关注点：患者的降血糖治疗方案选择须个体化；注意患者是否存在药物使用的禁忌证；特殊人群患者应谨慎选择、调整药物及其剂量；联合用药时应考虑患者的低血糖风险、体重、经济条件和药物可及性等因素。

（一）二甲双胍

1. 禁忌证　中度（3b 级）和严重肾衰竭或肾功能不全 [CrCl<45ml/min 或 eGFR<45ml/（min·1.73m^2）]；可造成组织缺氧的疾病，如失代偿性心力衰竭、呼吸衰竭、近期发作的心肌梗死、休克、糖尿病酮症酸中毒。

2. 特殊人群

（1）肾功能不全者：可用于中度肾功能不全 3a 级 [CrCl 45～59ml/min 或 eGFR 45～59ml/（min·1.73m^2）] 患者，起始剂量为 500mg 或 850mg，每日 1 次；最大剂量为每日 1 000mg，分 2 次服用。

（2）肝功能不全者：患者的血清氨基转移酶超过 3 倍正常值上限或严重肝功能不全患者应避免使用。

（3）儿童：不推荐 10 岁以下儿童使用。

（4）老年人：起始剂量、维持剂量宜谨慎选择，注意监测肾功能。

（5）孕妇：国内尚无妊娠期应用二甲双胍的适应证，需在知情同意的情况下使用，不推荐妊娠期单用二甲双胍，须在胰岛素的基础上联合应用。

3．药物相互作用　与胰岛素或胰岛素促泌剂联合使用时低血糖发生风险可能增加。与碘对比剂合用时竞争性通过肾脏排泄，可导致乳酸酸中毒、急性肾功能不全。对 eGFR>60ml/(min·1.73m^2)的患者，在检查前或检查时停止服用二甲双胍，在检查完成至少 48 小时后且复查肾功能无恶化后可恢复服用；对 eGFR 在 45～59ml/(min·1.73m^2)的患者，在注射碘对比剂 48 小时前停止服用二甲双胍，在检查完成至少 48 小时后且复查肾功能无恶化后可恢复服用。

4．超说明书用药　抗精神病药引起的体重增加，T2DM 的预防，妊娠糖尿病，多囊卵巢综合征导致的月经稀发，预防多囊卵巢综合征女性进行辅助生育时引起的卵巢过度刺激综合征。

（二）磺脲类

1．禁忌证　T1DM、糖尿病酮症酸中毒。

2．特殊人群

（1）对磺胺类药物过敏者：说明书中对磺胺类药物过敏的患者禁用此类降血糖药，但大多数临床医师认为在自述有磺胺类过敏史的患者中使用磺脲类药物并不存在交叉过敏的问题。

（2）肝功能不全者：重度肝损伤（ALT 超过 8～10 倍正常值上限或 ALT 超过 3 倍正常值上限且 TBIL 超过 2 倍正常值上限）患者禁用磺脲类药物。

（3）肾功能不全者：格列喹酮可用于慢性肾脏病（CKD）1～3 期患者，CKD 4 期患者用药的经验有限，CKD 5 期患者禁用；格列美脲、格列齐特和格列吡嗪可用于 CKD 1～2 期患者，CKD 3～5 期患者慎用或禁用；格列本脲仅用于 CKD 1～2 期患者，CKD 3～5 期患者禁用。

3. 药物相互作用　同时服用水杨酸类、磺胺类、苯氧酸类衍生物（如吉非罗齐）、华法林的患者发生低血糖的风险升高，宜注意监测血糖。

4. 其他　关注患者是否同时服用同类降血糖药或者含格列本脲的中药制剂，如消渴丸是含格列本脲和多种中药的复方制剂，以避免重复用药。

（三）格列奈类

1. 禁忌证　T1DM。

2. 特殊人群

（1）肝功能不全者：中至重度肝功能不全患者慎用。

（2）妊娠期及哺乳期女性：孕妇和哺乳期妇女不推荐使用。

3. 药物相互作用　格列奈类药物可与其他降血糖药联合应用，与磺脲类降血糖药联用需慎重。瑞格列奈经肝 CYP2C8、3A4 代谢，强效 CYP2C8 抑制剂会增加其在血浆中的暴露量，引起低血糖，吉非罗齐可使瑞格列奈的暴露量增加 8.1 倍，禁止合用；氯吡格雷可使其暴露量增加 3.9～5.1 倍，避免合用，若无法避免合用，瑞格列奈的起始剂量为 0.5mg/ 次，最大日剂量为 4mg，且合用期间增加血糖监测的频率。

（四）噻唑烷二酮类

1. 禁忌证　T1DM、心力衰竭（纽约心脏病协会心功能分级Ⅱ级以上）、活动性肝病或氨基转移酶升高超过 2.5 倍正常值上限、严重骨质疏松及有骨折病史、膀胱癌。

2. 特殊人群

（1）肝功能不全者：活动性肝病或氨基转移酶升高超过 2.5

倍正常值上限的患者禁用。

（2）妊娠期及哺乳期女性：孕妇禁用；哺乳期妇女权衡利弊使用。

3.药物相互作用 与胰岛素或胰岛素促泌剂联用时可增加低血糖发生风险。

4.其他 与胰岛素联用时常见体重增加和水肿。

（五）α-葡糖苷酶抑制药

1.禁忌证 糖尿病酮症酸中毒、肝硬化、炎性肠病、结肠溃疡、肠梗阻患者。

2.特殊人群

（1）肝功能不全者：肝硬化患者禁用。

（2）肾功能不全者：阿卡波糖对于 CrCl<25ml/min 者不推荐使用。

（3）妊娠期及哺乳期女性：孕妇和哺乳期妇女不推荐使用。

（4）儿童：10 岁以上儿童、青少年使用仅有非常有限的临床经验，可 25mg/ 次，每日 3 次起始，单次最大剂量为体重 ≤60kg 者 50mg/ 次、体重 >60kg 者 100mg/ 次。

3.药物相互作用 阿卡波糖会影响地高辛的生物利用度，两者合用时可能需要调整地高辛的剂量。

（六）DPP-4 抑制剂

1.特殊人群

（1）肾功能不全者：使用西格列汀、沙格列汀、阿格列汀及维格列汀应减量。

（2）妊娠期及哺乳期女性：孕妇不推荐使用；哺乳期妇女权衡利弊使用。

2.药物相互作用 西格列汀、利格列汀、沙格列汀、阿格列汀与胰岛素和 / 或胰岛素促泌剂合用时，酌情减少胰岛素和 / 或胰岛素促泌剂的剂量；沙格列汀与强效 CYP3A4/5 抑制剂如克拉霉素、伊曲康唑合用时，剂量为 2.5mg，每日 1 次。

（七）SGLT2抑制剂

对有冠心病、心力衰竭、慢性肾脏病和正在服用二甲双胍的患者，在充分考虑基础肾功能的情况下，在治疗方案中可增加达格列净、恩格列净或卡格列净，以减少严重心血管事件的发生和/或减缓心力衰竭、慢性肾脏病的进展。

1. 禁忌证　eGFR<30ml/（min·1.73m^2）、终末期肾病及透析患者。

2. 特殊人群

（1）肾功能不全者：SGLT2抑制剂在中度肾功能不全患者中可减量使用，在重度肾功能不全[eGFR<45ml/（min·1.73m^2）]患者中不建议使用。

（2）肝功能不全者：重度肝功能不全患者不建议使用。

（3）妊娠期及哺乳期女性：不推荐用于孕妇和哺乳期妇女。

3. 药物相互作用　SGLT2抑制剂与胰岛素或磺脲类药物联用低血糖发生风险增加。

（八）GLP-1受体激动剂

1. 禁忌证　利拉鲁肽注射液和注射用艾塞那肽微球禁用于甲状腺髓样癌史或家族史患者、多发性内分泌腺瘤综合征2型患者。

2. 特殊人群

（1）肾功能不全者：艾塞那肽（包括缓释制剂）、利司那肽、度拉糖肽、洛塞那肽对于CrCl<30ml/min者不推荐使用；利拉鲁肽对于终末期肾病患者不推荐使用。

（2）肝功能不全者：艾塞那肽无研究数据，但考虑到其有限的全身代谢，无须调整剂量；利拉鲁肽的数据有限，慎用。

（3）妊娠期及哺乳期女性：孕妇不建议使用；哺乳期妇女权衡利弊使用。

3. 利拉鲁肽的超说明书用药　长期体重管理。

（九）胰岛素

1. 剂量　胰岛素的剂量因患者情况而异，对单次剂量较大且联用多种降血糖药的患者予以关注。采用多次胰岛素治疗时应停用胰岛素促泌剂。

2. 特殊人群

（1）孕妇：孕妇可使用的胰岛素包括所有人胰岛素（短效、中效和预混人胰岛素）及胰岛素类似物（门冬胰岛素、赖脯胰岛素和地特胰岛素）。

（2）儿童：使用人胰岛素无年龄限制，使用胰岛素类似物注意说明书中的年龄差异。如门冬胰岛素可用于 2～17 岁儿童及青少年的长期血糖控制，赖脯胰岛素在中国儿童中应用的安全性、有效性尚未建立。

3. 给药频次　预混人胰岛素每日 1～2 次皮下注射，预混胰岛素类似物每日 2～3 次皮下注射。

4. 给药途径　短效胰岛素、速效胰岛素类似物（门冬胰岛素、赖脯胰岛素）可以静脉输注、持续皮下输注（胰岛素泵）；中效胰岛素、长效胰岛素类似物、预混胰岛素禁止用于静脉输注、胰岛素泵。

（十）其他审核要点

糖尿病患者临床常采用药物联合治疗策略，药师审核处方时须关注药品的单次剂量、日总剂量、给药频次、给药途径、药物相互作用及特殊人群用药等方面，对存在明确禁忌证的处方应拒绝调配，对非常规用法或超说明书用药及时与医师沟通。

（姜微哲、梅丹撰写，唐彦、杜小莉、《共识》专家组审阅）

参 考 文 献

[1] 中华医学会糖尿病学分会. 中国 2 型糖尿病防治指南（2020 年版）. 中华糖尿病杂志，2021，13（4）：315-409.

[2] LIPSKA K J.α- 葡萄糖苷酶抑制剂在糖尿病治疗中的应用[DB/OL].

（2019-04-09）［2021-01-05］. https://www.uptodate.com/contents/zh-Hans/alpha-glucosidase-inhibitors-and-lipase-inhibitors-for-treatment-of-diabetes-mellitus.

[3] DUNGAN K，DESANTIS A. 基于胰高血糖素样肽 1 的疗法在 2 型糖尿病治疗中的应用［DB/OL］.（2021-03-16）［2021-04-01］. http://www.uptodate.com/contents/zh-Hans/glucagon-like-peptide-1-receptor-agonists-for-the-treatment-of-type-2-diabetes-mellitus.

[4] 李春霖，纪立农，宁光，等. 二甲双胍临床应用专家共识（2018 年版）. 中国糖尿病杂志，2019，27（3）：161-173.

[5] UpToDate. Metformin: Drug information［DB/OL］.［2021-01-05］. https://www.uptodate.com/contents/metformin-drug-information?search= 二甲双胍 &source=search_result&selectedTitle=2%7E149&usage_type=panel&display_rank=1&kp_tab=drug_foreign.

[6] WEXLER D J. 磺酰脲类和格列奈类药物治疗 2 型糖尿病［DB/OL］.（2020-12-07）［2021-01-05］. https://www.uptodate.com/contents/zh-Hans/sulfonylureas-and-meglitinides-in-the-treatment-of-type-2-diabetes-mellitus?search= 磺脲类 &source=search_result&selectedTitle=2%7E137&usage_type=default&display_rank=3.

[7] 母义明，杨文英，朱大龙，等. 磺脲类药物临床应用专家共识（2016 年版）. 药品评价，2017，14（1）：5-12，54.

[8] 中国医师协会内分泌代谢科医师分会. 2 型糖尿病合并慢性肾脏病患者口服降糖药治疗中国专家共识（2019 年更新版）. 中华内分泌代谢杂志，2019，35（6）：447-454.

[9] UpToDate. Acarbose: Druginformation［DB/OL］.［2021-01-05］. https://www.uptodate.com/contents/acarbose-drug-information?search= 阿卡波糖 &source=search_result&selectedTitle=2%7E26&usage_type=panel&display_rank=1&kp_tab=drug_foreign.

[10] DUNGAN K，DESANTIS A. 二肽基肽酶 4 抑制剂治疗 2 型糖尿病［DB/OL］.（2021-02-11）［2021-01-05］. https://www.uptodate.

com/contents/zh-Hans/dipeptidyl-peptidase-4-dpp-4-inhibitors-for-the-treatment-of-type-2-diabetes-mellitus?search=dpp4 抑制剂 &source=search_result&selectedTitle=2%7E81&usage_type=default&display_rank=3.

[11] DESANTIS A. 钠 - 葡萄糖协同转运蛋白 2 抑制剂治疗 2 型糖尿病患者的高血糖［DB/OL］.（2020-10-29）［2021-01-05］. https://www.uptodate.com/contents/zh-Hans/sodium-glucose-co-transporter-2-inhibitors-for-the-treatment-of-hyperglycemia-in-type-2-diabetes-mellitus?search= 卡格列净 &source=search_result&selectedTitle=3%7E40&usage_type=default&display_rank=3.

[12] UpToDate. Liraglutide: Druginformation［DB/OL］.［2021-01-05］. https://www.uptodate.com/contents/liraglutide-drug-information?search= 利拉鲁肽 &source=search_result&selectedTitle=2%7E43&usage_type=panel&display_rank=1&kp_tab=drug_foreign.

第三章

高血压治疗药物处方审核
要点专家共识

一、高血压药物治疗概述

高血压治疗的根本目标是降低发生心、脑、肾及血管并发症和死亡的总风险。降压治疗的获益主要来自血压降低本身。在改善生活方式的基础上，应根据高血压患者的总体心血管风险水平决定是否给予抗高血压药，同时干预可纠正的危险因素、靶器官损伤和并存的临床疾病。在条件允许的情况下，应采取强化降压的治疗策略，以取得最大的心血管获益。

降压目标：一般高血压患者的血压应降至 <140/90mmHg，能耐受者和部分高危及高危以上患者可进一步降血压至 <130/80mmHg。老年人、孕妇、严重颈动脉狭窄患者等特殊人群的降压目标值参见相应指南。

降压达标的方式：除高血压急症和亚急症外，对大多数高血压患者而言，应根据病情，在 4 周或 12 周内将血压逐渐降至目标水平。

抗高血压药治疗开始的时机：在改善生活方式的基础上，血压仍≥140/90mmHg 和 / 或高于目标血压的患者应启动药物治疗。

常用的抗高血压药包括钙通道阻滞剂（CCB）、血管紧张素转换酶抑制药（ACEI）、血管紧张素受体阻滞药（ARB）、利尿药

和 β 受体拮抗剂五类，以及由上述药物组成的固定配比复方制剂。五大类抗高血压药均可作为初始和维持用药的选择，应根据患者的危险因素、亚临床靶器官损伤以及合并临床疾病情况合理使用药物，优先选择某类抗高血压药。此外，α 受体拮抗剂或其他种类的抗高血压药有时亦可应用于某些高血压人群。具体给药原则如下：

（一）小剂量起始

一般患者采用常规剂量；老年人及高龄老年人初始治疗时通常应采用较小的有效治疗剂量。根据血压水平，可考虑逐渐增加至足剂量。

（二）长效抗高血压药

优先使用长效抗高血压药，以有效控制 24 小时血压，更有效预防心脑血管并发症发生。如使用中、短效制剂则需每日 2~3 次给药，以达到平稳控制血压。

（三）联合治疗

对血压≥160/100mmHg、高于目标血压 20/10mmHg 的高危患者，或单药治疗未达标的高血压患者应进行联合降压治疗，包括自由联合或单片复方制剂。对血压≥140/90mmHg 的患者，也可起始小剂量联合治疗。

（四）个体化治疗

根据患者合并症的不同和药物疗效及耐受性，以及患者个人意愿或长期承受能力，选择适合患者个体的抗高血压药。

二、高血压治疗药物分类与特点

（一）钙通道阻滞剂

主要通过阻断血管平滑肌细胞上的钙通道发挥扩张血管、降低血压的作用。CCB 包括二氢吡啶类 CCB 和非二氢吡啶类 CCB。二氢吡啶类 CCB 可与其他四类药联合应用，尤其适用于老年人高血压、单纯收缩期高血压、伴稳定型心绞痛、冠状动脉或颈动脉粥样硬化及周围血管病患者。

（二）血管紧张素转换酶抑制药

作用机制是抑制血管紧张素转换酶，阻断血管紧张素Ⅱ生成，使外周血管扩张，血管阻力下降，从而发挥降压作用；同时抑制激肽酶降解可诱发咳嗽和血管性水肿等副作用。ACEI 尤其适用于伴慢性心力衰竭、心肌梗死后心功能不全、心房颤动预防、糖尿病肾病、非糖尿病肾病、代谢综合征、蛋白尿或微量白蛋白尿患者。

（三）血管紧张素受体阻滞药

作用机制是阻断血管紧张素Ⅱ 1 型受体而发挥降压作用。ARB 尤其适用于伴左心室肥厚、心力衰竭、糖尿病肾病、冠心病、代谢综合征、微量白蛋白尿或蛋白尿患者以及不能耐受ACEI 的患者，并可预防心房颤动。

（四）利尿药

主要通过利钠排尿，降低容量负荷而发挥降压作用。用于控制血压的利尿药主要是噻嗪类利尿药，分为噻嗪型利尿药和噻嗪样利尿药两种。此类药物尤其适用于老年人高血压、单纯收缩期高血压或伴心力衰竭患者，也是难治性高血压的基础药物之一。保钾利尿药可用于控制难治性高血压。

（五）β受体拮抗剂

主要通过抑制过度激活的交感神经活性，抑制心肌收缩力，减慢心率，发挥降压作用。β受体拮抗剂尤其适用于伴快速性心律失常、冠心病、慢性心力衰竭、交感神经活性增高以及高动力状态的高血压患者。

（六）α受体拮抗剂

不作为高血压治疗的首选药，适用高血压伴前列腺增生患者，也用于难治性高血压患者的治疗。

三、高血压治疗药物常规用法用量

常用口服抗高血压药和高血压急症非口服用药的用法用量详见表3-1和表3-2。处方审核时应关注具体药物的用法用量、一日最大给药剂量、给药途径和给药速率（静脉制剂）等。

表3-1　常用口服抗高血压药的常规用法用量

药物分类	药物名称	常用剂量范围 / （mg/d）	一日用药次数
噻嗪类利尿药	氢氯噻嗪	6.25～25	1
	吲哒帕胺	0.625～2.5	1
	吲哒帕胺（缓释片）	1.5	1
袢利尿药	呋塞米	20～80	1～2
	托拉塞米	5～10	1
保钾利尿药	阿米洛利	5～10	1～2
	氨苯蝶啶	25～100	1～2
醛固酮受体拮抗剂	依普利酮	50～100	1～2
	螺内酯	20～60	1～3
β受体拮抗剂	阿替洛尔	12.5～50	1～2
	比索洛尔	2.5～10	1
	美托洛尔	50～100	2
	美托洛尔（缓释片）	47.5～190	1
	普萘洛尔	20～90	2～3
α、β受体拮抗剂	卡维地洛	12.5～50	1～2
	拉贝洛尔	200～600	2
	阿罗洛尔	10～20	1～2

续表

药物分类	药物名称	常用剂量范围/（mg/d）	一日用药次数
ACEI	贝那普利	5～40	1～2
	卡托普利	25～300	2～3
	依那普利	2.5～40	2
	福辛普利	10～40	1
	赖诺普利	2.5～40	1
	培哚普利	4～8	1
	雷米普利	1.25～20	1
ARB	氯沙坦	25～100	1
	缬沙坦	80～160	1
	厄贝沙坦	150～300	1
	替米沙坦	20～80	1
	坎地沙坦	4～32	1
	奥美沙坦	20～40	1
α受体拮抗剂	多沙唑嗪	1～16	1
	哌唑嗪	1～10	2～3
	特拉唑嗪	1～20	1～2
二氢吡啶类CCB	硝苯地平	10～30	2～3
	硝苯地平（缓释片）	10～80	2
	硝苯地平（控释片）	30～60	1
	氨氯地平	2.5～10	1
	左旋氨氯地平	2.5～5	1
	非洛地平	2.5～10	2
	非洛地平（缓释片）	2.5～10	1
	拉西地平	4～8	1
	尼卡地平	40～80	2
	贝尼地平	4～8	1
非二氢吡啶类CCB	维拉帕米	80～480	2～3
	维拉帕米（缓释片）	120～480	1～2
	地尔硫䓬	90～360	1～2

表 3-2　高血压急症非口服用药的常规用法用量

药物名称	剂量	起效时间	持续时间
硝普钠	围手术期高血压：6.25～12.5μg/min 起泵入，根据血压反应调整剂量 高血压急症：0.25～10μg/（kg·min）i.v.，根据血压反应调整剂量	立即	2～10min
硝酸甘油	高血压急症合并心肌缺血：5～100μg/min i.v.	2～5min	5～10min
尼卡地平	围手术期高血压、高血压急症：0.5～10μg/（kg·min）i.v.	5～10min	1～4h
艾司洛尔	围手术期高血压：0.15～0.3mg/（kg·min）泵入 高血压急症：250～500μg/kg i.v.，继以50～300μg/（kg·min）i.v.gtt.	1～2min	10～20min
美托洛尔	围手术期高血压：3～5mg i.v.，间隔5min 重复，最大可用到15mg	5～10min	5～10h
拉贝洛尔	围手术期高血压：25～50mg i.v.，每15min 可重复，总量可达 200mg；也可静脉泵入，1～4mg/min 高血压急症：20～80mg i.v. 或 0.5～2.0mg/min 静脉滴注	5～10min	3～6h
乌拉地尔	10～50mg i.v.，6～24mg/h	5min	2～8h
硫酸镁	妊娠高血压、严重先兆子痫：5g 稀释至20ml，缓慢静脉注射 5min，继以 1～2g/h 维持；或 5g 稀释至 20ml，每 4h 1 次深部肌内注射。总量为 25～30g/d		

四、高血压治疗药物处方审核要点

（一）钙通道阻滞剂

1. 禁忌证　二氢吡啶类 CCB 没有绝对禁忌证，但心动过速与心力衰竭患者应慎用；非二氢吡啶类抑制心肌收缩力、自律性和传导性，不宜在心力衰竭、窦房结功能低下或心脏传导阻滞患者中应用。

2. 注意事项　急性冠脉综合征患者一般不推荐使用短效硝苯地平；左室射血分数降低的心力衰竭患者应避免使用大多数 CCB，尤其是短效二氢吡啶类和具有负性肌力作用的非二氢吡啶类（维拉帕米和地尔硫䓬）；心力衰竭患者如伴有严重高血压或心绞痛，使用其他药物不能控制而必须使用 CCB 时，可换用氨氯地平或非洛地平缓释片，两者长期使用的安全性较好，此类患者禁用硝苯地平。

3. 特殊人群

（1）肾功能不全者：无须调整剂量。

（2）肝功能不全者：从小剂量开始使用。

（3）儿童：数据有限。

（4）孕妇：欧洲心脏病学会（ESC）高血压指南推荐 CCB 作为妊娠过程中高血压治疗的首选药之一。

（二）血管紧张素转换酶抑制药

1. 禁忌证　双侧肾动脉狭窄、使用 ACEI 期间发生过血管性水肿、高钾血症。

2. 特殊人群

（1）肾功能不全者：根据肾功能进行剂量调整，其中福辛普利经肝、肾双通道排泄，无须调整剂量。

（2）儿童：ACEI 是最常用的儿童抗高血压药之一，我国药品监督管理局（NMPA）批准的儿童用 ACEI 类药物仅有卡托普利。

（3）孕妇：禁用。

3. 药物相互作用　避免与 ARB 联用；ACEI 能导致低钾血症，保钾利尿药或补钾药可增加高钾血症发生风险，因此如果两者同时合用需谨慎，定期监测血钾。

（三）血管紧张素受体阻滞药

1. 禁忌证　双侧肾动脉狭窄、高钾血症。

2. 特殊人群

（1）肾功能不全者：奥美沙坦对于肌酐清除率<20ml/min者禁用，缬沙坦对于肌酐清除率<30ml/min者禁用；其他 ARB 根据肾功能不全的程度调整剂量。

（2）孕妇：禁用。

3. 药物相互作用　避免与 ACEI 联用；ARB 能导致低钾血症，保钾利尿药或补钾药可增加高钾血症发生风险，因此如果两者同时合用需谨慎，定期监测血钾。

4. 超说明书用药　可用于糖尿病肾病。

（四）利尿药

1. 禁忌证　痛风患者禁用噻嗪类利尿药；对磺胺类药物或磺酰脲类药物过敏的患者，低血压、低血容量、低钾血症或低钠血症患者禁用袢利尿药。

2. 注意事项　长期服用利尿药可能会影响电解质、血脂、血糖和尿酸代谢；对高尿酸血症以及明显肾功能不全者慎用噻嗪类利尿药，如需利尿可以选择袢利尿药如呋塞米等。

3. 特殊人群　在估算肾小球滤过率（eGFR）降低（<45ml/min）的肾功能不全患者中，噻嗪类和噻嗪样利尿药的降压效果较差；而当 eGFR<30ml/min 时则无效。

4. 药物相互作用　保钾利尿药（如螺内酯）在利钠排尿的同时不增加钾的排出，与其他具有保钾作用的抗高血压药如 ACEI 或 ARB 合用时需警惕发生高钾血症的风险。

（五）β受体拮抗剂

1. 禁忌证　心源性休克、不稳定性或失代偿性心力衰竭、支气管哮喘、病态窦房结综合征、二～三度房室传导阻滞、有症状的心动过缓或低血压、伴有坏疽风险的严重外周血管病等禁用。

2. 注意事项　慢性阻塞性肺疾病、周围血管病或糖耐量减低者慎用；糖尿病患者的血糖水平波动较大时，可能会掩盖低血糖症状。

3. 特殊人群

（1）肾功能不全者：肾功能对本品的清除率无明显影响，因此肾损伤患者无须调整剂量。

（2）肝功能不全者：通常肝硬化患者所用的美托洛尔剂量与肝功能正常者相同，仅在非常严重的肝损伤（如旁路手术患者）时才需考虑减少剂量。

（3）孕妇：ESC 高血压指南推荐拉贝洛尔作为妊娠过程中高血压治疗的首选药之一。

4. 药物相互作用　美托洛尔是一种 CYP2D6 的作用底物，抑制 CYP2D6 的药物（如奎尼丁、特比萘芬、帕罗西汀、氟西汀、舍曲林、塞来昔布、普罗帕酮和苯海拉明）可影响美托洛尔的血浆浓度。对于服用本品的患者，在开始上述药物治疗时，应减小本品的剂量。

（六）α受体拮抗剂

1. 禁忌证　直立性低血压者禁用。

2. 注意事项　可用于良性前列腺增生的症状控制。

3. 特殊人群

（1）肾功能不全者：应减小剂量。

（2）肝功能不全者：应减小剂量。

（3）儿童：使用数据有限。

（4）老年人：从小剂量开始使用，避免直立性低血压的发生。

（5）妊娠期及哺乳期女性：不用于孕妇及哺乳期妇女。

（6）心力衰竭患者：慎用。

（七）中成药

1. 注意事项　根据不同的中医证类选择不同的中成药。

要关注中成药中是否含有西药成分，避免造成重复用药。

2. 药物相互作用　中成药组成复杂，为了避免中成药和西药可能产生的相互作用，中成药和西药同时使用时建议分开服用。

（八）联合用药

联合应用抗高血压药已成为降压治疗的基本方法。为了达到目标血压水平，大部分高血压患者需要使用 2 种或 2 种以上抗高血压药。处方审核时应关注抗高血压药联合用药方案的适宜性。

1. 联合用药的适应证　血压≥160/100mmHg 或高于目标血压 20/10mmHg 的高危人群往往初始治疗即需要应用 2 种抗高血压药。如血压超过 140/90mmHg，也可考虑初始小剂量联合抗高血压药治疗。如仍不能达到目标血压，可在原药的基础上加量，或可能需要 3 种甚至 4 种以上抗高血压药。

2. 联合用药的方法　两药联合时，降压作用机制应具有互补性，同时具有相加的降压作用，并可互相抵消或减轻不良反应。

3. 合理的联合用药方案

（1）ACEI 或 ARB+ 噻嗪类利尿药：ACEI 和 ARB 可使血钾水平略有上升，能拮抗噻嗪类利尿药长期应用所致的低血钾等不良反应。ACEI 或 ARB+ 噻嗪类利尿药合用有协同作用，有利于改善降压效果。

（2）二氢吡啶类 CCB+ACEI 或 ARB：CCB 具有直接扩张动脉的作用，ACEI 或 ARB 既扩张动脉又扩张静脉，故两药合用有协同降压作用。二氢吡啶类 CCB 的常见不良反应为踝部水肿，可被 ACEI 或 ARB 减轻或抵消。ACEI 或 ARB 也可部分阻断 CCB 所致的反射性交感神经张力增加和心率加快的不良反应。

（3）二氢吡啶类 CCB+ 噻嗪类利尿药：二氢吡啶类 CCB+

噻嗪类利尿药治疗可降低高血压患者的卒中发生率。

（4）二氢吡啶类 CCB+β 受体拮抗剂：CCB 具有扩张血管和轻度增加心率的作用，恰好抵消 β 受体拮抗剂的收缩血管及减慢心率的作用，两药联合可使不良反应减轻。

临床主要推荐应用的优化联合治疗方案：①二氢吡啶类 CCB+ARB；②二氢吡啶类 CCB+ACEI；③ARB+ 噻嗪类利尿药；④ACEI+ 噻嗪类利尿药；⑤二氢吡啶类 CCB+ 噻嗪类利尿药；⑥二氢吡啶类 CCB+β 受体拮抗剂。

可以考虑使用的联合治疗方案：①利尿药 +β 受体拮抗剂；②α 受体拮抗剂 +β 受体拮抗剂；③二氢吡啶类 CCB+ 保钾利尿药；④噻嗪类利尿药 + 保钾利尿药。

不常规推荐但必要时可慎用的联合治疗方案：①ACEI+β 受体拮抗剂；②ARB+β 受体拮抗剂；③ACEI+ARB；④中枢作用药 +β 受体拮抗剂。

多种药物合用：①三药联合方案，即在上述各种两药联合方案中加上另一种抗高血压药便构成三药联合方案，其中二氢吡啶类 CCB+ACEI（或 ARB）+ 噻嗪类利尿药组成的联合方案最为常用；②四药联合方案，主要适用于难治性高血压患者，可以在上述三药联合的基础上加第 4 种药物如 β 受体拮抗剂、醛固酮受体拮抗剂、氨苯蝶啶、可乐定或 α 受体拮抗剂等。

4．单片复方制剂　单片复方制剂是常用的一组高血压联合治疗药物，通常由不同作用机制的 2 种或 2 种以上抗高血压药组成。我国传统的单片复方制剂包括复方利血平（复方降压片）、复方利血平氨苯蝶啶片、珍菊降压片等，以当时常用的利血平、氢氯噻嗪、硫酸双肼屈嗪或可乐定等为主要成分。此类复方制剂目前仍在基层较广泛使用，尤以长效的复方利血平氨苯蝶啶片为主。

处方审核时应注意复方制剂中的药物成分，避免与其他同类药物合用时造成重复用药。应注意利血平需术前 7 天停药，服用该药的患者对麻醉药的心血管抑制作用非常敏感，术中很容易发生血压下降和心率减慢。

（董淑杰、梅丹撰写，毛璐、《共识》专家组审阅）

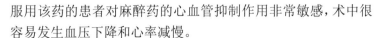

[1] 中国高血压防治指南修订委员会，高血压联盟（中国），中华医学会心血管病学分会，等. 中国高血压防治指南（2018 年修订版）. 中国心血管杂志，2019，24（1）：24-56.

[2] 国家卫生计生委合理用药专家委员会，中国医师协会高血压专业委员会. 高血压合理用药指南（第 2 版）. 中国医学前沿杂志（电子版），2017，9（7）：28-126.

[3] 国家基本公共卫生服务项目基层高血压管理办公室，基层高血压管理专家委员会. 国家基层高血压防治管理指南. 中国循环杂志，2017，32（11）：1041-1048.

[4] 翟所迪. 药物治疗学. 2 版. 北京：国家开放大学出版社，2019：42-47.

第四章

冠心病治疗药物处方审核
要点专家共识

一、冠心病药物治疗概述

冠状动脉粥样硬化性心脏病简称冠心病（CHD），归属于缺血性心脏病。为便于治疗策略的制订，临床分为慢性冠脉综合征（CCS）和急性冠脉综合征（ACS）两种类型。慢性冠脉综合征又称为稳定性冠心病（SCAD），包括隐匿型冠心病、稳定型心绞痛和血管痉挛或微循环疾病等。ACS是指冠心病中急性发病的临床类型，包括 ST 段抬高心肌梗死（STEMI）、非 ST 段抬高心肌梗死（NSTEMI）和不稳定型心绞痛（UA）。

冠心病应根据临床表现和检查结果等进行综合评估，制定治疗策略。STEMI 急性期行直接经皮冠状动脉介入治疗（PCI）已成为首选方法，不能开展急诊 PCI 的基层医院或急诊 PCI 禁忌的患者可首选静脉溶栓。UA/NSTEMI 的标准强化治疗应包括抗缺血治疗、抗血小板治疗和抗凝治疗。有些患者经过强化的内科治疗，病情即趋于稳定；另一些患者经保守治疗无效，可能需要早期介入治疗。CCS 的治疗原则为缓解症状、改善预后、阻止病情进展，其治疗措施包括调整生活方式、控制危险因素、循证药物治疗、血运重建、患者教育等。

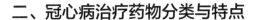

二、冠心病治疗药物分类与特点

治疗冠心病的药物主要分为三类：预防心肌梗死、改善预后的药物，主要包括抗血小板药、抗凝血药、调血脂药、β 受体拮抗剂、血管紧张素转换酶抑制药（ACEI）/ 血管紧张素 II 受体阻滞药（ARB）等；改善缺血、减轻症状的药物，主要包括 β 受体拮抗剂、硝酸酯类、钙通道阻滞剂（CCB）及其他治疗药物，应与第一类药物联用，其中 β 受体拮抗剂兼具两个方面的作用；中药部分请详见第十六章中成药处方审核要点专家共识。

（一）预防心肌梗死、改善预后的药物

所有患者如无禁忌证均应服用阿司匹林，不能耐受阿司匹林的患者可改用氯吡格雷作为替代治疗。CCS 患者接受 PCI 治疗后，建议给予双联抗血小板药治疗（DAPT，即在阿司匹林的基础上合用 P2Y12 受体拮抗剂）。

β 受体拮抗剂兼具改善缺血症状和改善预后两个方面的作用，作为心肌梗死后的二级预防用药，可降低死亡率。

调血脂药通过降低血脂水平减少心血管事件，他汀类还有能延缓斑块进展、稳定斑块及抗炎等有益作用。无他汀类禁忌证的 ACS 患者入院后尽早开始他汀类药物治疗。CCS 患者如无禁忌证，需依据其血脂基线水平首选中等强度的他汀类起始治疗，根据个体调脂疗效和药物耐受情况适当调整剂量。不同种类与剂量的他汀类降胆固醇的幅度有较大差别，高强度每日剂量可降低 LDL-C≥50%，中等强度每日剂量可降低 LDL-C 25%～50%。但任何一种他汀类的剂量倍增时，LDL-C 进一步降低的幅度仅约 6%。

ACEI 和 ARB 有降压和心、肾保护作用，可减少各类心血管事件的发生。其作用机制、特点等详见表 4-1。

表4-1　改善预后的治疗药物分类与特点

改善预后药物	作用机制	作用特点	推荐（证据水平）
阿司匹林	抑制环氧合酶和血栓烷 A_2 合成	不可逆	无用药禁忌均需使用（Ⅰ类A）
P2Y12受体拮抗剂	减少ADP介导的血小板激活和聚集	氯吡格雷为前体药物，需经肝脏活化，不可逆；替格瑞洛不受代谢酶影响，起效快，抗血小板作用强且可逆	ACS患者DAPT至少12个月（Ⅰ类A），SCAD患者DES置入后6个月DAPT（Ⅰ类B），不能使用阿司匹林的SCAD患者使用氯吡格雷（Ⅱa类B）
β受体拮抗剂	抑制心脏的β受体	减慢心率，减弱心肌收缩力	心肌梗死后稳定型心绞痛或心力衰竭（Ⅰ类A）
调血脂药			
他汀类	抑制3-羟基-3-甲基戊二酰辅酶A（HMG-CoA）还原酶	主要降低LDL-C，适度降低TG，升高HDL-C	所有冠心病稳定型心绞痛患者（Ⅰ类A），有明确冠状动脉疾病的极高危患者接受强化他汀类药物治疗（Ⅱa类A）
贝特类	激活过氧化物酶体增殖物激活受体α和脂蛋白脂酶	降低TG，也可升高HDL-C	糖尿病或代谢综合征并低HDL-C和高甘油三酯血症的患者接受贝特类或烟酸类药物治疗（Ⅱb类B）
烟酸类	抑制脂肪组织中的激素敏感脂酶活性，减少游离脂肪酸进入肝脏	降低LDL-C和TG，升高HDL-C	
胆固醇吸收抑制剂	抑制肠道内饮食和胆汁中胆固醇的吸收	在他汀类治疗的基础上联合治疗可再降低LDL-C约18%，不增加他汀类的不良反应	他汀类治疗后胆固醇水平不达标或不耐受的情形可联合治疗（Ⅰ类B）

续表

改善预后药物	作用机制	作用特点	推荐(证据水平)
ACEI	抑制血管紧张素转换酶活性	扩张血管而降压、心、肾保护作用,减少各类心血管事件的发生	合并糖尿病、心力衰竭、左心室收缩功能不全、高血压、心肌梗死后左心室功能不全的患者(Ⅰ类A)
ARB	选择性地阻断血管紧张素受体		心力衰竭和/或左心室收缩功能障碍,尤其不能耐受ACEI的患者可作为替代

注:ADP为腺苷二磷酸;DES为药物洗脱支架;TG为甘油三酯;HDL-C为高密度脂蛋白胆固醇;LDL-C为低密度脂蛋白胆固醇。

(二)改善缺血、减轻症状的药物

β受体拮抗剂是CCS的初始治疗药物,ACS患者则在发病后24小时内无禁忌证时常规口服,但变异型心绞痛患者应避免单独使用。临床较常使用的两类β受体拮抗剂为选择性β$_1$受体拮抗剂和非选择性β受体拮抗剂(α$_1$和β受体拮抗剂)。选择性β$_1$受体拮抗剂对β$_2$受体的影响相对较小,非选择性β受体拮抗剂可同时作用于β和α$_1$受体,具有扩张外周血管的作用。美托洛尔及卡维地洛主要经肝脏代谢,肾功能不全患者无须调整剂量。比索洛尔通过肝、肾两条途径从体内排出,轻至中度肝、肾功能异常患者不需要进行剂量调整。

硝酸酯类药物常联合负性心率药物如β受体拮抗剂或非二氢吡啶类CCB,联合用药的抗心绞痛作用优于单独用药;ACS患者可舌下含服或静脉注射硝酸酯类,用于缓解缺血性胸痛、控制高血压或减轻肺水肿,右心室梗死的STEMI患者不推荐使用硝酸酯类药物。

CCB是变异型心绞痛或以冠状动脉痉挛为主的心绞痛的一线治疗药物,不推荐STEMI患者使用短效二氢吡啶类CCB。

非二氢吡啶类CCB地尔硫䓬和维拉帕米常用于伴有心房颤动
或心房扑动的心绞痛患者。

其他治疗药物包括曲美他嗪、尼可地尔和伊伐布雷定等，
可与抗心肌缺血药联用。其作用机制、特点等详见表4-2。

表4-2　改善心肌缺血的治疗药物分类与特点

改善心肌缺血药物	作用机制	作用特点	推荐(证据水平)
β受体拮抗剂	抑制心脏的β受体	减慢心率，减弱心肌收缩力	无用药禁忌，初始治疗（Ⅰ类B）
硝酸酯类药物	内皮依赖性血管扩张药	扩张静脉，降低前负荷，对小动脉有较弱的扩张作用	短效硝酸甘油类缓解和预防心绞痛急性发作（Ⅰ类B），长效硝酸甘油类用于不耐受β受体拮抗剂或治疗效果不满意时（Ⅰ类C）、联用（Ⅰ类B）
CCB	选择性地减少慢通道的钙离子内流	改善冠状动脉血流，减少心肌耗氧，预防痉挛	不耐受β受体拮抗剂或治疗效果不满意时使用（Ⅰ类C）、联用（Ⅰ类B），长效CCB用于合并高血压的冠心病患者的初始治疗（Ⅰ类B）
曲美他嗪	调节心肌能源底物，抑制脂肪酸氧化	优化心肌能量代谢	辅助治疗或其他治疗药物不耐受的替代治疗（Ⅱb类B）
尼可地尔	钾通道开放剂	双重冠状动脉扩张作用	用于不耐受β受体拮抗剂或治疗效果不满意时（Ⅰ类C）
伊伐布雷定	选择性地抑制窦房结起搏电流	单纯减慢心率	用于不耐受β受体拮抗剂或治疗效果不满意时（Ⅱb类B）

三、冠心病治疗药物常规用法用量

（一）抗血小板药

对于 ACS，所有无禁忌证的 STEMI 患者均应立即服用阿司匹林 300mg，继以 75～100mg/d 长期维持。STEMI 直接 PCI（特别是 DES 置入）患者应给予替格瑞洛 180mg 负荷剂量，以后 90mg/ 次，每日 2 次，至少 12 个月；或氯吡格雷 600mg 负荷剂量，以后 75mg/ 次，每日 1 次，至少 12 个月。STEMI 静脉溶栓患者如年龄≤75 岁，应给予氯吡格雷 300mg 负荷剂量，以后 75mg/d，维持 12 个月；如年龄 >75 岁，则用氯吡格雷 75mg，以后 75mg/d，维持 12 个月。

对于 CCS 患者，无 ACS 及 PCI 病史者推荐阿司匹林长期服用（75～100mg，1 次 /d）；若不能耐受阿司匹林，建议每日服用氯吡格雷。PCI 或 ACS 后病情稳定的 CCS 患者可根据临床危险因素或风险评分评价缺血和出血风险，如存在较高的缺血和 / 或出血风险，可考虑延长或缩短 DAPT 的疗程。常用药物的用法用量见表 4-3。

表 4-3　常用抗血小板药的常规用法用量

| 药物名称 | 剂型 | 给药途径 | 负荷剂量 | 维持剂量 | 给药频次 / |
			/（mg/ 次）		（次 /d）
阿司匹林	肠溶片	口服	300	75～100	1
氯吡格雷	普通片	口服	300～600	75	1
替格瑞洛	普通片	口服	180	90	2

（二）调血脂药

常用药物的用法用量见表 4-4。

表4-4　常用调血脂药的常规用法用量

药物名称	剂型	常规剂量/mg	给药频次/(次/d)	剂量与降胆固醇强度	每日最大剂量
洛伐他汀	普通片	20～40	1～2	40mg 中等强度	80mg
辛伐他汀	普通片	10～40	1	20～40mg 中等强度	—
阿托伐他汀	普通片	10～80	1	10～20mg 中等强度；40～80mg 高强度	80mg[*]
瑞舒伐他汀	普通片	5～10	1	5～10mg 中等强度；20mg 高强度	20mg
普伐他汀	普通片	10～20	1	40mg 中等强度	40mg
氟伐他汀	胶囊剂	20～40	1	80mg 中等强度	80mg
匹伐他汀	普通片	1～2	1	2mg 中等强度	4mg
苯扎贝特	普通片	200～400	2～3	—	—
非诺贝特	普通片	100	2～3	—	—
	微粒型	200	1	—	—
阿昔莫司	胶囊剂	250	2～3	—	—
依折麦布	片剂	10	1	—	—

注：关于降胆固醇强度，高强度每日剂量可降低 LDL-C≥50%；中等强度每日剂量可降低 LDL-C25%～50%。[*]中国人阿托伐他汀 80mg 获益的证据不足，建议采用 20～40mg 的中等剂量。上述最大剂量参考现版中国药品说明书。

（三）β受体拮抗剂

在冠心病的治疗中，临床较常使用两类 β 受体拮抗剂：选择性 β$_1$ 受体拮抗剂，如美托洛尔、阿替洛尔和比索洛尔；非选择性 β 受体拮抗剂（α$_1$ 和 β 受体拮抗剂），如阿罗洛尔、卡维地洛。常用药物的用法用量见表4-5。

表4-5　常用β受体拮抗剂的常规用法用量

药物名称	剂型	起始剂量	目标剂量	每日最大剂量
酒石酸美托洛尔	普通片	12.5～25mg b.i.d.	50～100mgb.i.d.	300～400mg
琥珀酸美托洛尔	缓释片	47.5mg q.d.	95～190mg q.d.	—
比索洛尔	普通片	2.5mg q.d.	2.5～10mg q.d.	10mg
阿罗洛尔	普通片	5mg b.i.d.	5～15mg b.i.d.	30mg
卡维地洛	普通片	12.5mg q.d.	12.5～25mg b.i.d.	体重≤85kg者最大推荐剂量为25mg b.i.d；体重>85kg者最大推荐剂量为50mg b.i.d.

（四）硝酸酯类药物

常用药物的用法用量见表4-6。

表4-6　常用硝酸酯类药物的常规用法用量

药物名称	剂型	给药途径	起效时间/min	常规剂量/（mg/次）	给药频次
硝酸甘油	普通片	舌下含服	2～3	0.25～0.5	每5min重复1次，必要时可使用3次
	喷剂	喷舌下	2～3	0.5～1	
硝酸异山梨酯	普通片	舌下含服	3～5	5	5～10min后可重复
		口服	15～40	5～10	2～3次/d
单硝酸异山梨酯	普通片	口服	30～60	10～20（必要时增至40）	2～3次/d
	缓释制剂	口服	30～60	30～60（必要时增至120）	1次/d

（五）CCB

CCB 分为二氢吡啶类和非二氢吡啶类。其中硝苯地平、氨氯地平、拉西地平和非洛地平属于二氢吡啶类，地尔硫䓬和维拉帕米则属于非二氢吡啶类。常用 CCB 类药物的用法用量见表 4-7。

表 4-7　常用 CCB 类药物的常规用法用量

药物名称	剂型	常规剂量/ （mg/次）	给药频次/ （次/d）	每日最大剂量
硝苯地平	普通片	10～30	3	—
	缓释片	10～20	1～2	—
	控释片	30～60	1	—
氨氯地平	普通片	2.5～10	1	10mg
左旋氨氯地平	普通片	2.5～5	1	5mg
非洛地平	缓释片	5～10	1	10mg
地尔硫䓬	普通片	30～60	3～4	360mg
	缓释胶囊	90	1～2	
维拉帕米	普通片	40～120	3～4	480mg

（六）其他抗缺血治疗药物

用法用量见表 4-8。

表 4-8　其他改善缺血症状常用药物的常规用法用量

药物名称	剂型	起始剂量	常规剂量/ /（mg/次）	给药频次/ （次/d）
曲美他嗪	普通片	20	20	3
	缓释片	35	35	2
伊伐布雷定	普通片	5	5～7.5	2
尼可地尔	普通片	5	5～10	3

（七）ACEI/ARB 类常用药物

详见高血压治疗药物处方审核要点。

四、冠心病治疗药物处方审核要点

（一）抗血小板药

1. 阿司匹林

（1）禁忌证：活动性溃疡病或其他原因引起的消化道出血、血友病或血小板减少症、有阿司匹林或其他非甾体抗炎药过敏史、G-6-PD 缺陷、痛风、严重肾衰竭、严重肝衰竭、严重心功能衰竭。

（2）外科手术患者按照手术风险分级和用药的必要性，建议和医师沟通。除有严重出血风险的患者，CABG 术前不建议停用阿司匹林。审核处方时应注意审核适应证。

（3）特殊人群：妊娠期长期治疗的剂量建议不超过 150mg/d；妊娠最后 3 个月禁用。

（4）药物相互作用：禁与甲氨蝶呤（剂量为 15mg/ 周或更多）合用；与以下药物合用时应谨慎，包括甲氨蝶呤（剂量<15mg/ 周）、布洛芬、抗凝血药（如香豆素类、肝素）、高剂量的其他含水杨酸的非甾体抗炎药。

2. 氯吡格雷

（1）禁忌证：严重肝损伤、活动性病理性出血（如消化性溃疡、颅内出血）。

（2）药物相互作用：与 5- 羟色胺选择性重摄取抑制剂（SSRI）、5- 羟色胺和去甲肾上腺素重摄取抑制剂（SNRI）、非甾体抗炎药（NSAID）合用可增加出血的风险；与瑞格列奈合用，瑞格列奈的起始剂量应为一次 0.5mg，日剂量不超过 4mg；不推荐与奥美拉唑、埃索美拉唑合用。

3. 替格瑞洛

（1）禁忌证：活动性病理性出血（如消化性溃疡或颅内出血）、有颅内出血史、重度肝损伤。

（2）特殊人群

1）肝损伤者：轻度肝损伤无须调整剂量，中至重度肝损伤禁用。

2）肾损伤者：无须调整剂量，透析患者不推荐使用。

（3）药物相互作用：禁止与强效细胞色素 P450（CYP）3A 抑制剂（如伊曲康唑、伏立康唑、克拉霉素、奈法唑酮、利托那韦、阿扎那韦）合用；不建议与大于 40mg 的辛伐他汀和洛伐他汀联合用药；合用阿司匹林时，阿司匹林的维持剂量应为 75～100mg/d；避免合用强效 CYP3A 诱导剂（如利福平、苯妥英钠、卡马西平、苯巴比妥）。

（二）调血脂药

1. 他汀类药物 他汀类药物妊娠期及哺乳期禁用，活动性肝病或不明原因的血氨基转移酶持续升高的患者禁用。儿童用药及肾功能不全用药详见表 4-9，药物相互作用见表 4-10。

表 4-9 他汀类药物儿童用药及肾功能不全用药情况汇总表

药物名称	儿童用药	肾功能不全用药
洛伐他汀	在儿童中的使用经验有限，长期使用的安全性未确立	肾功能不全时减量使用
辛伐他汀	未在年龄<10 岁的患者中进行研究。杂合子家族性高胆固醇血症儿童（10～17 岁）的起始剂量为 10mg q.n.，推荐剂量范围为 10～40mg/d	轻至中度肾功能不全无须调整剂量，重度肾功能不全的起始剂量为 5mg/d
阿托伐他汀	在儿童中的治疗经验仅限于少数 10～17 岁的患有严重脂质紊乱如纯合子家族性高胆固醇血症患儿，推荐起始剂量为 10mg/d	肾功能不全无须调整剂量
瑞舒伐他汀	在儿童中的治疗经验仅限于少数年龄≥6 岁的纯合子家族性高胆固醇血症患儿	轻至中度肾功能不全无须调整剂量，重度肾功能不全禁用

续表

药物名称	儿童用药	肾功能不全用药
普伐他汀	8～18岁儿童国外有40mg/d的疗效和安全性研究,中国人群尚无,故不推荐使用	重度肾损伤的起始剂量为10mg/d
氟伐他汀	9～16岁杂合子家族性高胆固醇血症患者的起始剂量为20mg/d,最大剂量为80mg/d	轻至中度肾功能不全无须调整剂量,严重肾功能不全患者禁用
匹伐他汀	儿童用药的安全性尚未得到证实	肾功能相关临床检查值异常原则上禁止给药,如有必要可慎重给药

表4-10 他汀类药物相互作用汇总表

药物		相互作用处置
洛伐他汀	环孢素、伊曲康唑、泊沙康唑、伏立康唑、红霉素、克拉霉素、达那唑、吉非罗齐、烟酸	避免联用
	HIV蛋白酶抑制剂或HCV蛋白酶抑制剂	禁止合用
	胺碘酮	不超过40mg/d
辛伐他汀	环孢素、达那唑、吉非罗齐	避免联用
	伊曲康唑、泊沙康唑、伏立康唑、红霉素、克拉霉素、泰利霉素、HIV蛋白酶抑制剂、奈法唑酮、波普瑞韦、替拉瑞韦	避免联用
	胺碘酮、维拉帕米、地尔硫䓬	不超过10mg/d
	氨氯地平	不超过20mg/d
阿托伐他汀	环孢素、替拉那韦+利托那韦、格来瑞韦+匹仑司韦、特拉匹韦	避免联用
	克拉霉素、伊曲康唑、沙奎那韦+利托那韦*、达芦那韦+利托那韦、福沙那韦、福沙那韦+利托那韦、依巴司韦+格佐普韦	不超过20mg/d
	奈非那韦、波西普韦	不超过40mg/d

续表

药物		相互作用处置
瑞舒伐他汀	环孢素	禁止联用
	吉非罗齐	不建议联用
普伐他汀	环孢素	最大剂量为20mg/d
	吉非罗齐	不建议联用
	克拉霉素	最大剂量为40mg/d
氟伐他汀	环孢素、泊沙康唑	避免联用
匹伐他汀	环孢素、贝特类药物、烟酸	避免联用
	利福平	最大剂量不超过2mg

注：*使用最低必要剂量。

2. 苯扎贝特

（1）禁忌证：胆囊疾病患者、胆石症患者禁用。

（2）氯贝丁酸衍生物与他汀类药物应避免联合使用。

（3）主要经肾脏排泄，与免疫抑制剂如环孢素合用有导致肾功能恶化的风险，应减量或停药。

（4）特殊人群：肝功能不全或原发性胆汁性肝病患者、严重肾功能不全患者、孕妇禁用。

3. 非诺贝特

（1）禁忌证：胆囊疾病患者禁用。

（2）禁止合用其他贝特类药物。

（3）特殊人群：孕妇和哺乳期妇女，严重肾功能受损者包括透析患者禁用。

4. 阿昔莫司

（1）禁忌证：消化性溃疡禁用。

（2）特殊人群：肾功能不全患者根据肌酐清除率数据减低剂量。肌酐清除率为 30～60ml/min 者一次 150mg，一日 2 次。孕妇、哺乳期妇女、儿童、严重肾损伤者禁用。

5．依折麦布

（1）禁忌证：活动性肝病或不明原因的持续性肝脏氨基转移酶水平升高患者禁用。

（2）特殊人群：轻度肝功能受损者无须调整剂量，中至重度肝功能受损者不推荐使用；肾功能受损者不需要调整剂量；老年患者无须剂量调整；10岁以下儿童不推荐使用；孕妇慎用，哺乳期妇女不宜使用。

（3）药物相互作用：不推荐联用贝特类药物（非诺贝特除外）、环孢素和考来烯胺。

（三）β受体拮抗剂

1．美托洛尔

（1）禁忌证：二～三度房室传导阻滞、严重窦性心动过缓、低血压患者禁用。

（2）特殊人群：除非必要，否则不得用于孕妇。

（3）口服有首过效应，且个体差异较大，故剂量需个体化。

（4）哮喘患者不宜大剂量应用，应用剂量应分3～4次服用。

（5）琥珀酸美托洛尔缓释片可掰开服用，不能咀嚼或压碎。

（6）避免与下列药物合用：巴比妥类药物、普罗帕酮、维拉帕米。

2．阿替洛尔

（1）禁忌证：严重窦性心动过缓、房室传导阻滞患者禁用。

（2）特殊人群：肾损伤时，肌酐清除率$<15ml/(min\cdot1.73m^2)$者每日25mg，肌酐清除率$15\sim35ml/(min\cdot1.73m^2)$者最多每日50mg。

3．比索洛尔

（1）禁忌证：二～三度房室传导阻滞、病态窦房结综合征、窦房传导阻滞、有症状的心动过缓、有症状的低血压、严重支气管哮喘、严重外周动脉闭塞疾病和雷诺综合征患者禁用。

（2）特殊人群

1）肝、肾功能不全者：轻至中度肝、肾功能不全患者通常不需调整剂量；晚期肾衰竭（肌酐清除率<20ml/min）和严重肝功能异常患者的日剂量不得超过10mg。

2）除非明确必须使用，否则孕妇不应使用比索洛尔。

4. 阿罗洛尔

（1）禁忌证：严重心动过缓、二～三度房室传导阻滞、窦房传导阻滞、充血性心力衰竭、心源性休克、支气管哮喘、糖尿病酮症酸中毒患者禁用；手术前48小时内不宜给药。

（2）特殊人群：孕妇和可能妊娠的妇女、哺乳期妇女禁用。

5. 卡维地洛

（1）禁忌证：支气管哮喘或痉挛、慢性阻塞性肺疾病、糖尿病、心源性休克、手术前48小时内禁用。

（2）特殊人群：肝功能低下者、孕妇及哺乳期患者禁用。

（四）硝酸酯类药物

硝酸酯类药物长期连续服用可产生耐药性，长期连续使用时应注意预留足够的无药期间，以减少耐药性的发生。磷酸二酯酶 -5（PDE5）抑制剂（如西地那非、伐地那非、他达那非）使用后24小时内不可应用硝酸酯类药物。

1. 硝酸甘油

（1）禁忌证：低血压、青光眼、梗阻性心肌病、颅内压增高。

（2）舌下含服或喷雾用于缓解心绞痛发作时的症状，可间隔5分钟重复用药，最多3次。

（3）初始用药可先含半片，避免或减轻头痛或心率加快的不良反应。

（4）心绞痛频繁的患者在大便前含服，可预防发作。

（5）本品不可吞服。

2. 硝酸异山梨酯

（1）禁忌证：严重低血压、青光眼、梗阻性心肌病、颅内压增高。

（2）作用与硝酸甘油相似，但较持久，可维持 4 小时以上。

（3）急性心绞痛发作舌下含服，预防心绞痛发作口服。

（4）可有头痛反应，应从小剂量开始，以后逐渐增量。

3．单硝酸异山梨酯

（1）禁忌证同硝酸异山梨酯。

（2）特殊人群：肝、肾功能低下者无须减量。

（3）缓释片每日清晨服用，若出现头痛，最初剂量可减至每日半片。缓释片可整片或半片服用，用半杯水吞服，不可咀嚼或碾碎服用。

（五）CCB

1．硝苯地平

（1）禁忌证：心源性休克。

（2）控释片不能掰开或咀嚼。

（3）不得与利福平合用。

2．氨氯地平

（1）特殊人群

1）妊娠期避免服用。

2）老年人、肝功能不全者、瘦小虚弱的患者的起始剂量为 2.5mg，每日 1 次。

（2）药物相互作用：与辛伐他汀合用时，辛伐他汀的日剂量不超过 20mg；与强效 CYP3A4 抑制剂如伊曲康唑、利托那韦合用时要监测低血压和水肿症状。

3．左旋氨氯地平

（1）大多数患者的有效剂量为 5mg/d。

（2）特殊人群：妊娠期避免服用；老年人及肝功能不全患者建议使用较低剂量治疗；肾损伤患者无须调整剂量。

4．非洛地平

（1）禁忌证：急性心肌梗死、不稳定型心绞痛、非代偿性心力衰竭。

（2）特殊人群：肾损伤患者无须调整剂量，严重肾损伤患者慎用；老年患者和肝损伤患者的起始剂量为 2.5mg/d；孕妇、哺乳期妇女禁用。

（3）缓释片不能掰开或咀嚼。

（4）药物相互作用：为 CYP3A4 的底物，应避免与 CYP3A4 抑制剂（伊曲康唑、红霉素）或 CYP3A4 诱导剂（卡马西平、苯妥英钠、苯巴比妥）合用。

5. 地尔硫䓬

（1）禁忌证：病态窦房结综合征未安装起搏器者、二～三度房室传导阻滞、窦房传导阻滞未安装起搏器者、收缩压低于 90mmHg、心率低于 50 次 /min、充血性心力衰竭。

（2）地尔硫䓬与辛伐他汀合用时，一日最大剂量分别限定为 240mg 和 10mg。

6. 维拉帕米

（1）禁忌证：心源性休克、急性心肌梗死并发心动过缓、低血压、左心衰竭、严重心脏传导阻滞、病态窦房结综合征、充血性心力衰竭、心房颤动或心房扑动与预激综合征并存。

（2）特殊人群：妊娠前 6 个月禁用。

（3）药物相互作用：与地高辛合用可使后者的血药浓度升高，如需合用时应调整地高辛的剂量；与辛伐他汀合用，辛伐他汀的剂量不能超过 10mg/d。

（六）其他抗缺血治疗药物

1. 曲美他嗪

（1）禁忌证：帕金森病、帕金森综合征、不宁腿综合征以及其他相关的运动障碍患者。

（2）特殊人群：中度肾损伤（肌酐清除率 30～60ml/min）患者的推荐剂量为 20mg，每日 2 次；严重肾损伤患者禁用；孕妇及 18 岁以下儿童禁用；运动员慎用。

2. 伊伐布雷定

（1）禁忌证：治疗前静息心率低于 70 次 /min、心源性休克、急性心肌梗死、重度低血压（<90/50mmHg）、病态窦房结综合征、窦房传导阻滞、不稳定性或急性心力衰竭、依赖起搏器起搏者、不稳定型心绞痛、三度房室传导阻滞患者禁用。

（2）特殊人群：肌酐清除率 ≥15ml/min 的肾功能不全患者无须调整给药剂量，肌酐清除率 <15ml/min 的肾功能不全患者应慎用；轻度肝损伤无须调整剂量，中度肝损伤慎用，严重肝功能不全患者禁用；75 岁及 75 岁以上应考虑以较低的起始剂量 2.5mg，每日 2 次开始，必要时调整剂量；妊娠期、哺乳期、未采取适当避孕措施的育龄妇女禁用。

（3）如患者的静息心率持续低于 50 次 /min 或出现与心动过缓有关的症状，应将剂量下调至 2.5mg，每日 2 次。

（4）药物相互作用：禁止与维拉帕米或地尔硫草联用；禁止与强效细胞色素 P4503A4 抑制剂如伊曲康唑、克拉霉素、红霉素、交沙霉素、泰利霉素、奈非那韦、利托那韦和奈法唑酮联用。

3. 尼可地尔

（1）禁忌证：合用磷酸二酯酶 -5 抑制剂，如西地那非、伐地那非、他达拉非的患者禁用。

（2）特殊人群：老年人慎用，可从小剂量开始。

（3）与硝酸酯类药物联用可能会引发搏动性头痛，需要减量或停药。

（赵静、梅丹撰写，韩丽珠、胡扬、《共识》专家组审阅）

参 考 文 献

[1] 国家卫生计生委合理用药专家委员会，中国药师协会 . 冠心病合理用药指南（第 2 版）. 中国医学前沿杂志（电子版），2018，10（6）：1-130.

[2] 中华医学会心血管病学分会，中华心血管病杂志编辑委员会 . 急性 ST 段抬高型心肌梗死诊断和治疗指南 . 中华心血管病杂志，2015，43

（5）：380-393.

[3] 中华医学会心血管病学分会介入心脏病学组，中华医学会心血管病学
分会动脉粥样硬化与冠心病学组，中国医师协会心血管内科医师分会
血栓防治专业委员会，等. 稳定性冠心病诊断与治疗指南. 中华心血
管病杂志，2018，46（9）：680-694.

[4] 中国成人血脂异常防治指南修订联合委员会. 中国成人血脂异常防治
指南（2016 年修订版）. 中华心血管病杂志，2016，44（10）：833-853.

[5] 中国医师协会急诊医师分会，中华医学会心血管病学分会，中华医学
会检验医学分会. 急性冠脉综合征急诊快速诊疗指南. 中华急诊医学
杂志，2016，25（4）：397-404.

第五章

脑血管病治疗药物处方审核要点专家共识

一、脑血管病药物治疗概述

脑血管病是指由于各种脑血管病变所引起的脑部病变。其发病机制复杂，发病率高，致死率和致残率高，复发率高。脑血管病按其性质通常分为缺血性脑血管病和出血性脑血管病两大类。缺血性脑卒中和短暂性脑缺血发作（transient ischemic attack，TIA）是最常见的脑血管病类型，我国的脑卒中亚型中近70%为缺血性脑卒中。出血性脑血管病主要包括脑实质出血与蛛网膜下腔出血等。在急性脑血管病发作时，保持脑血流量和保护脑组织是治疗的主要手段。

二、脑血管病治疗药物分类与特点

（一）治疗缺血性脑血管病的药物

1. 溶血栓药　促进血管再通，如重组组织型纤溶酶原激活物阿替普酶（rt-PA）、尿激酶和替奈普酶。

2. 抗血小板药　如阿司匹林、氯吡格雷、西洛他唑、双嘧达莫、替格瑞洛及替罗非班等。

3. 抗凝血药　华法林、达比加群酯、利伐沙班、阿哌沙班、依度沙班。

4. 他汀类药物　阿托伐他汀、瑞舒伐他汀等。

5．脑保护剂　依达拉奉、丁苯酞、长春西汀、胞磷胆碱、吡拉西坦、氟桂利嗪、尼麦角林、倍他司汀等。

6．中成药　疏血通注射液、血塞通注射液、血栓通胶囊、养血清脑颗粒等。

（二）治疗出血性脑血管病的药物

1．降颅内压药物，如甘露醇、甘油果糖、七叶皂苷钠、高渗盐水、人血白蛋白等。

2．蛛网膜下腔出血所致的脑血管痉挛应启动尼莫地平治疗。

三、脑血管病治疗药物常规用法用量

（一）缺血性脑血管病治疗药物

1．溶血栓药　常规用法用量见表5-1。

表5-1　溶血栓药用于缺血性脑血管病的用法用量

药物名称	常规剂量	最大剂量	给药方法
rt-PA	0.9mg/kg	90mg	静脉滴注，10%的剂量在最初1min内静脉注射，其余剂量持续滴注1h
尿激酶	100万～150万IU	150万IU	溶于生理盐水100～200ml中，持续静脉滴注30min

2．抗血小板药　阿司匹林（50～325mg/d）或氯吡格雷（75mg/d）单药治疗均可以作为首选的抗血小板药。阿司匹林单药抗血小板治疗的最佳剂量为75～150mg/d。阿司匹林（25mg）+缓释型双嘧达莫（200mg）2次/d或西洛他唑（100mg）2次/d均可作为阿司匹林和氯吡格雷的替代治疗药物。

3．抗凝血药　用法用量具体见表5-2和表5-3。

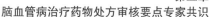

表5-2　抗凝血药用于心房颤动患者发生脑卒中预防的用法用量

药物名称	常规剂量	给药频次	给药时间	给药方式
华法林	2～5mg	每日1次	固定时间	口服
达比加群酯	110mg 或 150mg	每日2次	餐时或餐后	完整吞服，勿咀嚼、弄碎或打开胶囊
利伐沙班	15mg 或 20mg	每日1次	15mg 和 20mg 时应与食物同服	口服或鼻饲
阿哌沙班	5mg	每日2次	与或不与食物同服	口服或鼻饲
依度沙班[a]	60mg	每日1次	与或不与食物同服	口服或鼻饲

注：[a] 依度沙班用于体重≤60kg的患者应30mg，每日1次。

表5-3　慢性肾脏病患者的新型口服抗凝血药推荐剂量

肾功能	达比加群酯	利伐沙班	阿哌沙班	依度沙班
正常或轻度损伤（CrCl>50ml/min）	150mg b.i.d. 或 110mg b.i.d.	20mg q.d.	5mg b.i.d.[*] 或 2.5mg b.i.d.	60mg q.d. 或 30mg q.d.
中度损伤（CrCl 30～50ml/min）	110mg b.i.d. 或 75mg b.i.d.	15mg q.d.	5mg b.i.d.[*] 或 2.5mg b.i.d.	30mg q.d.
重度损伤（CrCl 15～30ml/min）	75mg b.i.d.	15mg q.d.	2.5mg b.i.d.	30mg q.d.
严重损伤（CrCl<15ml/min）	不推荐使用	不推荐使用	不推荐使用	不推荐使用

注：[*] 当符合以下条件中的2条时应使用2.5mg b.i.d.①血清肌酐≥133μmol/L；②年龄≥80岁；③体重≤60kg。

4. 他汀类药物　用法用量见表5-4。

表5-4　他汀类药物用于缺血性脑卒中二级预防的用法用量

药物名称	常规剂量	给药频次	给药时间	给药方式
阿托伐他汀	40～80mg[a] 10～20mg[b]	每日1次	固定时间	口服
瑞舒伐他汀	20mg[a] 5～10mg[b]	每日1次	固定时间	口服

续表

药物名称	常规剂量	给药频次	给药时间	给药方式
氟伐他汀	80mg[b]	每日1次	缓释片:固定时间;普通片:睡前	缓释剂型完整吞服,不要掰开、碾碎或咀嚼
洛伐他汀	40mg[b]	每日1次	与晚餐同服	口服
匹伐他汀	2~4mg[b]	每日1次	睡前	口服
普伐他汀	40mg[b]	每日1次	睡前	口服
辛伐他汀	20~40mg[b]	每日1次	睡前	口服

注:[a] 高强度(每日剂量可降低 LDL-C≥50%);[b] 中等强度(每日剂量可降低 LDL-C 25%~50%)。

5. 脑保护剂 用法用量见表5-5。

表5-5 脑保护剂的用法用量

药物名称	常规剂量	给药频次	给药时间	给药方式
依达拉奉	注射剂:30mg	每日2次	发病后24h内	溶于100ml 0.9% NaCl 中 i.v.gtt.,30min内滴完
丁苯酞	胶囊:0.2g	每日3次	空腹	20d 为1个疗程
	注射液:25mg	每日2次	发病后48h内	i.v.gtt.,滴注时间不少于 50min,疗程为14d
胞磷胆碱钠	胶囊:0.1~0.2g	每日3次	与或不与食物同服	口服
	注射液:0.25~0.5g	每日1次		用 5%~10% 葡萄糖注射液稀释后缓慢静脉滴注,5~10d 为1个疗程
	0.1~0.2g	每日1次		静脉注射
	0.1~0.3g	分1~2次		肌内注射

续表

药物名称	常规剂量	给药频次	给药时间	给药方式
吡拉西坦	0.8～1.6g	每日 3 次	与或不与食物同服	口服，4～8 周为 1 个疗程
茴拉西坦	0.1～0.2g	每日 3 次	与或不与食物同服	口服，疗程为 1～2 个月
氟桂利嗪	5～10mg	每日 1 次	睡前	口服
尼麦角林	20～60mg	分 2～3 次	餐前	口服，勿嚼服

（二）出血性脑血管病治疗药物

用法用量见表 5-6。

表 5-6　出血性脑血管病治疗药物的用法用量

药物名称	常规剂量	给药频次	给药方式
甘露醇	0.25～0.5g/kg	q.4～6h.	静脉滴注
甘油果糖	250～500ml	1～2 次 /d	静脉滴注 1～1.5h
七叶皂苷钠	5～10mg	20mg/d	溶于 10% 葡萄糖注射液或 0.9% 氯化钠 250ml 中静脉滴注或 10～20ml 中静脉注射，疗程为 7～10d
尼莫地平	注射液：1mg/h（0～2h），2mg/h（2h 后）	持续泵入	预防性静脉治疗应在出血后 4d 内开始，连续给药持续到蛛网膜下腔出血后的 10～14d
	普通制剂：40～60mg	3～4 次 /d	口服，3～4 周为 1 个疗程
	缓释制剂：60～120mg/ 次	2 次 /d	口服
醒脑静注射液	10～20ml/ 次	1 次 /d	用 5%～10% 葡萄糖注射液或氯化钠注射液 250～500ml 稀释后静脉滴注
	2～4ml/ 次	1～2 次 /d	肌内注射

四、脑血管病治疗药物处方审核要点

（一）缺血性脑血管病

1. 溶血栓药 0～4.5 小时 rt-PA 及 6 小时内尿激酶静脉溶栓。

禁忌证：颅内出血（包括脑实质出血、脑室内出血、蛛网膜下腔出血、硬膜下 / 外血肿等）；既往脑出血史；近 3 个月有严重头颅外伤史或卒中史；颅内肿瘤、巨大的颅内动脉瘤；近期（3 个月）有严重头颅或椎管内手术；近 2 周内有大型外科手术；近 3 周内有胃肠或泌尿系统出血；活动性内脏出血；主动脉弓出血。近 1 周内有在不宜压迫止血部位的动脉穿刺；血压升高（收缩压≥180mmHg 或舒张压≥100mmHg）；急性出血倾向，包括血小板计数低于 $100×10^9$/L 或其他情况；24 小时内接受过低分子量肝素治疗；口服抗凝血药且 INR>1.7 或 PT>15s；48 小时内使用凝血酶抑制剂或 Xa 因子抑制剂，或各种实验室检查异常（如 APTT、INR、血小板计数、ECT、TT 或 Xa 因子活性测定等）；血糖 <2.8mmol/L 或 >22.22mmol/L；头 CT 或 MRI 提示大面积脑梗死（梗死面积 >1/3 的大脑中动脉供血区）。

2. 抗血小板药

（1）阿司匹林

1）禁忌证：对阿司匹林或其他水杨酸盐，或药品的任何其他成分过敏；水杨酸盐或含水杨酸物质、非甾体抗炎药导致哮喘的历史；急性胃肠道溃疡；出血体质（血友病或血小板减少症，血小板计数低于 $50×10^9$/L）；严重肾衰竭；严重肝衰竭；严重心功能衰竭；与甲氨蝶呤（剂量为 15mg/ 周或更多）合用。

2）特殊人群：妊娠期最后 3 个月禁用；哺乳期妇女偶然服用一般不需停止哺乳，但是常规或高剂量摄入时应尽早停止哺乳。含阿司匹林的药物不应用于儿童和青少年伴或不伴发热的病毒感染,可能发生危及生命的瑞氏综合征。

（2）氯吡格雷

1）禁忌证：严重肝损伤；活动性病理性出血,如消化性溃疡或颅内出血。

2）特殊人群：孕妇避免使用；哺乳期妇女服用氯吡格雷期间应停止哺乳。

3）药物相互作用：不推荐与抑制CYP2C19的药物联用,包括奥美拉唑、艾司奥美拉唑、氟伏沙明、氟西汀、吗氯贝胺、伏立康唑、氟康唑、噻氯匹定、环丙沙星、西咪替丁、卡马西平、奥卡西平。

3. 抗凝血药

（1）华法林

1）禁忌证：出血倾向（冯·维勒布兰德病、血友病、血小板减少及血小板功能病）；严重肝功能不全及肝硬化；未经治疗或不能控制的高血压；近期颅内出血；情况倾向于颅内出血,例如脑动脉瘤；有跌倒倾向；中枢神经系统或眼部手术；情况倾向于胃肠道或泌尿道出血,例如之前胃肠出血倾向；憩室病或肿瘤；传染性心内膜炎、心包炎或心包积液；痴呆、精神病、酗酒及其他情况患者无法满意地依从剂量指示及无法安全地进行抗凝治疗。

2）特殊人群：华法林钠在妊娠6～12周及妊娠第Ⅲ周期中段后禁止使用,在其他妊娠周期服用需小心权衡利弊；华法林钠不排入乳汁中,哺乳期可继续华法林钠治疗。

3）药物相互作用：①增加华法林的作用,包括阿司匹林、克拉霉素、水合氯醛、头孢孟多、头孢氨苄、头孢美唑、头孢哌酮、头孢呋辛酯、左氧氟沙星、可待因、环磷酰胺、甲氨蝶呤、地高辛、红霉素、氟尿嘧啶、辛伐他汀、氟伐他汀、洛伐他汀、吉非罗齐、异环磷酰胺、氟康唑、伊曲康唑、咪康唑（及其口服凝胶剂)、拉氧头孢、奥美拉唑。②降低华法林的作用,包括硫唑嘌呤、巴比妥类、卡马西平、环孢素、灰黄霉素、异烟肼、巯嘌呤、利福平。③部分中药可增加华法林钠的效果,例如银杏(银杏叶)、大蒜(作用机制不清楚)、当归(含香豆素)、木瓜(作用机制不清楚)或丹参(降低华法林钠清除);有的中药可能降低华法林钠的作用,例如人参、圣·约翰草(贯叶连翘)。同时服用圣·约翰草可降低华法林钠的作用,这是由于圣·约翰草能诱导代谢酶,所以凡含圣·约翰草的中药都不应与华法林钠同时服用,诱导作用可在圣·约翰草停用后维持 2 周之长。若患者已正在服用圣·约翰草,检测 INR 及停用圣·约翰草后严密监测 INR,因 INR 可能上升,华法林钠的剂量可能需要调整。

(2)新型口服抗凝血药(NOAC):包括达比加群酯、利伐沙班、阿哌沙班、依度沙班。

1)禁忌证:严重 CKD(达比加群酯禁用于 CrCl<30ml/min 者,其他禁用于 CrCl<15ml/min 者);合并凝血功能障碍、腹水或 Child-Pugh B 级或 C 级患者;有明显的临床活动性出血。

2)药物相互作用:见表 5-7。

表 5-7　新型口服抗凝血药的药物相互作用

药物名称	不能联用	联用需谨慎	肾功能不全时	
			不能联用	联用需谨慎
达比加群酯	P 糖蛋白诱导剂(利福平、圣·约翰草、卡马西平、苯妥英钠)、HIV 蛋白酶抑制剂、P 糖蛋白抑制剂(伊曲康唑、环孢素、决奈达隆)	强效 P 糖蛋白诱导剂、抗血小板药、非甾体抗炎药、溶血栓药、肝素	维拉帕米、奎尼丁、胺碘酮、克拉霉素	—

续表

药物名称	不能联用	联用需谨慎	肾功能不全时	
			不能联用	联用需谨慎
利伐沙班	P糖蛋白与强效CYP3A4抑制剂（伊曲康唑）、HIV蛋白酶抑制剂、P糖蛋白与强效CYP3A4诱导剂（利福平、圣·约翰草、卡马西平、苯妥英钠）	抗血小板药、非甾体抗炎药、溶血栓药、肝素	—	P糖蛋白抑制剂和弱效CYP3A4抑制剂（维拉帕米、奎尼丁、地尔硫草、胺碘酮、决奈达隆、非洛地平、红霉素、阿奇霉素）
阿哌沙班	P糖蛋白与强效CYP3A4抑制剂（伊曲康唑）、HIV蛋白酶抑制剂、P糖蛋白与强效CYP3A4诱导剂（利福平、圣·约翰草、卡马西平、苯妥英钠）	—	—	未知
依度沙班	未知	—	—	维拉帕米、奎尼丁、决奈达隆

4.他汀类药物

（1）禁忌证：活动性肝病、不明原因氨基转移酶持续升高和任何原因导致氨基转移酶升高超过3倍正常值上限、失代偿性肝硬化及急性肝衰竭患者。

（2）特殊人群：孕妇及哺乳期妇女禁用。老年人或合并严重脏器功能不全的患者的起始剂量不宜过大。

（3）药物相互作用：见表5-8。

5.脑保护剂

（1）依达拉奉注射液

1）特殊人群：严重肾损伤患者禁用；孕妇或有可能妊娠的妇女禁用；哺乳期妇女禁用。

表 5-8　他汀类药物与其他药物/食物合用时的注意事项

合用药物/食物	辛伐他汀	洛伐他汀	阿托伐他汀	瑞舒伐他汀	普伐他汀	氟伐他汀	匹伐他汀
泊沙康唑	避免合用	避免合用	—				
蛋白酶抑制剂 boceprevir	避免合用	避免合用	—				
蛋白酶抑制剂 simeprevir	警惕	警惕	警惕	警惕	警惕	—	警惕
奈法唑酮	避免合用	避免合用	—				
环孢素	避免合用	避免合用	避免合用	5mg/d	20mg/d	20mg/d	—
吉非罗齐	避免合用	避免合用	避免合用	10mg/d	避免合用	警惕	避免合用
达那唑	避免合用	避免合用	—				
替拉那韦	—	—	避免合用	避免合用			
蛋白酶抑制剂 telaprevir	—	—	避免合用	避免合用			
HIV 蛋白酶抑制剂	避免合用	避免合用	20mg	10mg			
维拉帕米/地尔硫草	限10mg	—	—	—	—	—	—
克拉霉素	—	—	限 20mg	限 40mg[a]			
伊曲康唑	—	—	限 20mg				
蛋白酶抑制剂 fosamprenavir±ritonavir	—	—	限 20mg				
蛋白酶抑制剂 nelfinavir	—	—	限 40mg				

续表

合用药物/食物	辛伐他汀	洛伐他汀	阿托伐他汀	瑞舒伐他汀	普伐他汀	氟伐他汀	匹伐他汀
氟康唑	—	—	—	—	—	20mg	—
胺碘酮	限20mg	—	—	—	—	—	—
西柚汁	避免大量饮用	避免大量饮用	—	—	—	—	—
烟酸	上限1g/d[b]	上限1g/d[b]	上限1g/d[b]	上限1g/d[b]	上限1g/d[b]	—	—
红霉素	—	—	—	—	—	—	1mg/d
利福平	—	—	—	—	—	—	2mg/d

注：表中资料非老年人数据；除特殊注明外，表中剂量均指他汀类剂量，[a] 美国 FDA 未批准瑞舒伐他汀 40mg/d；[b] 烟酸的剂量。

2）药物相互作用：本品原则上必须用生理盐水稀释（与各种含有糖分的输液混合时，可使依达拉奉的浓度降低）；不可与高能量输液、氨基酸制剂混合或经同一通道静脉滴注；不可与抗癫痫药（地西泮、苯妥英钠等）混合（产生混浊）；不可与坎利酸钾混合（产生混浊）。

（2）丁苯酞

1）禁忌证：对芹菜过敏者、有严重出血倾向者禁用丁苯酞软胶囊。

2）特殊人群：本品尚未对孕妇和哺乳期妇女用药的疗效和安全性进行研究。

（3）胞磷胆碱钠

1）禁忌证：糖尿病患者禁用本药葡萄糖注射液。

2）特殊人群：妊娠期及哺乳期妇女慎用。

3）药物相互作用：本品不可与有甲氯芬酯的药物合用；不宜与左旋多巴合用，否则可引起肌强直恶化。

（4）吡拉西坦

1）禁忌证：锥体外系疾病患者；亨廷顿病患者。

2）特殊人群：妊娠期和新生儿禁用；哺乳期妇女用药尚不明确。

（5）茴拉西坦

1）禁忌证：对其他吡咯烷酮类药物不能耐受者。

2）特殊人群：有明显肝功能异常者应适当调整给药剂量。

（6）氟桂利嗪

1）禁忌证：有抑郁症病史、帕金森病或其他锥体外系疾病症状的患者。

2）特殊人群

①妊娠期及哺乳期女性：本品尚无妊娠期使用的安全性资料，哺乳期妇女使用本药应停止哺乳。

②儿童：尚缺乏儿童用药方面的资料。

（7）尼麦角林

1）禁忌证：近期心肌梗死、急性出血、严重心动过缓、直立性调节功能障碍、出血倾向者禁用。

2）特殊人群：孕妇禁用；肾功能不全者应减量。

3）注意事项：治疗剂量时对血压无影响，但对敏感患者可能会逐渐降低血压；可能增加抗高血压药的作用，因此与抗高血压药合用应慎重；高尿酸血症患者或有痛风史的患者、哺乳期妇女、卟啉病患者慎用；服药期间禁止饮酒。

（8）长春西汀

1）禁忌证：颅内出血急性期、颅内出血后尚未完全止血者；严重缺血性心脏病、严重心律失常者。

2）特殊人群：儿童、孕妇及哺乳期妇女禁用。

3）注意事项：本品不可肌内注射，未经稀释不可静脉使用；不可用含氨基酸的输液稀释；静脉滴注的给药浓度不得超过 0.06mg/ml，否则有溶血的可能性。

6. 中成药

（1）疏血通注射液：禁忌证包括孕妇、有出血倾向者、3个月内有严重内出血史者、10 天内发生严重创伤或有大手术史者。

（2）血塞通注射液：禁忌证包括出血性脑血管病急性期；对人参、三七过敏的患者；儿童。

（3）血栓通胶囊：血栓通胶囊与血塞通注射液的主要成分均为三七总皂苷，两者的禁忌证相同，为防止两者的作用叠加引发不良反应，两者禁止合用。

（4）养血清脑颗粒：禁忌证包括妊娠期、肝功能失代偿患者。

（二）出血性脑血管病

1. 甘露醇

（1）禁忌证：没有颅内压增高的病理改变的疾病；急性肺水肿或严重肺淤血；合并肾损伤或潜在的肾病；充血性心力衰竭；代谢性水肿；孕妇及老年人；低血压状态。

（2）药物相互作用：增加利尿药及碳酸酐酶抑制剂的利尿和降眼内压作用，与这些药物合并时应调整剂量。

2. 甘油果糖　禁忌证包括遗传性果糖不耐受症患者；高钠血症、无尿和严重脱水患者。

3. 注射用七叶皂苷钠　本品只能用于静脉注射和静脉滴注，禁用于动脉注射、肌内注射或皮下注射。孕妇禁用，哺乳期妇女慎用。

4. 尼莫地平　本品含有 23.7%（V/V）乙醇。对于酒精中毒或乙醇代谢受损的患者、孕妇或哺乳期妇女、儿童和高危人群（如肝病或癫痫患者）应慎用本品。避免和与乙醇有配伍禁忌的药物如甲硝唑、头孢哌酮等合用。

5. 醒脑静注射液

（1）禁忌证：对本品或含有麝香（或人工麝香）、郁金、冰片、栀子制剂及成分中所列的辅料过敏或严重不良反应病史者。

（2）特殊人群：本品含芳香走窜药物，孕妇禁用。

（3）注意事项：严禁混合配伍，应单独使用。

（王彦改、闫素英撰写，赵静、杜小莉、《共识》专家组审阅）

参 考 文 献

[1] 中华心血管病杂志血栓循证工作组. 非瓣膜病心房颤动患者应用新型口服抗凝药物中国专家建议. 中华心血管病杂志，2014，42（5）：362-369.

[2] 陈新谦，金有豫，汤光. 陈新谦新编药物学. 18 版. 北京：人民卫生出版社，2018：367-381.

[3] 中华医学会神经病学分会，中华医学会神经病学分会脑血管病学组，中国医学科学院北京协和医院神经科，等. 中国急性缺血性脑卒中诊治指南 2018. 中华神经科杂志，2018，51（9）：666-682.

[4] 中华医学会神经病学分会，中华医学会神经病学分会脑血管病学组，首都医科大学附属北京天坛医院神经内科. 中国缺血性脑卒中和短暂性脑缺血发作二级预防指南 2014. 中华神经科杂志，2015，48（4）：258-273.

[5] 中华医学会神经外科学分会小儿学组，中华医学会神经外科学分会神经重症协作组，《甘露醇治疗颅内压增高中国专家共识》编写委员会. 甘露醇治疗颅内压增高中国专家共识. 中华医学杂志，2019，99（23）：1763-1766.

慢性阻塞性肺疾病及哮喘治疗药物处方审核要点专家共识

一、慢性阻塞性肺疾病药物治疗概述

慢性阻塞性肺疾病（chronic obstructive pulmonary disease，COPD）简称慢阻肺，是一种常见的、可预防和治疗的慢性气道疾病，其特征是持续存在的气流受限和呼吸系统症状，其病理学改变主要是气道和／或肺泡异常，通常与显著暴露于有害颗粒或气体有关，遗传易感性、异常的炎症反应以及与肺异常发育等众多宿主因素参与发病过程；严重的合并症可能影响疾病的表现和病死率。慢阻肺的病程可分为急性加重期和稳定期。根据患者的气流受限严重程度和急性加重史，可以将患者进行 ABCD 分组并启动个体化治疗。稳定期阶梯治疗可参考2021 年版慢性阻塞性肺病诊断、治疗与预防全球策略（GOLD 2021），稳定期初始药物治疗见图 6-1。

（一）慢阻肺稳定期

慢阻肺稳定期的管理目标：①减轻当前症状，包括缓解症状、增加运动耐力和改善健康状况；②降低未来风险，包括预防疾病进展、预防和治疗急性加重及减少病死率。药物治疗应根据慢阻肺综合评估工具分组，个体化选择不同的药物治疗策略，再根据初始治疗效果采用相应的升／降阶梯方法进行药物调整。所有患者都应备有可以立即缓解症状的短效支气管扩张药。

初始药物治疗

≥2次中重度急性加重或者1次导致住院的急性加重	C组 LAMA或ICS+LABA	D组 LAMA或LAMA+LABA 或ICS+LABA 或ICS+LABA+LAMA
0~1次中重度急性加重（未导致住院）	A组 一种支气管扩张剂	B组 一种长效支气管扩张剂 （LABA或LAMA） 或LABA+LAMA
	mMRC 0~1，CAT<10	mMRC≥2，CAT≥10

注：①mMRC 为改良呼吸困难指数；②CAT 为慢性阻塞性肺疾病评估测试量表；③LABA 为长效 β_2 受体激动剂；④LAMA 为长效抗胆碱药；⑤ICS 为吸入性糖皮质激素。

图6-1 稳定期初始药物治疗策略

A 组慢阻肺患者：应给予一种支气管扩张药（短效或长效）。B 组慢阻肺患者：初始治疗选择一种长效支气管扩张药；若患者的 CAT 评分 >20 分，可考虑使用 LAMA+LABA 联合治疗。C 组慢阻肺患者：首选治疗为规律 LAMA 或 ICS+LABA。D 组慢阻肺患者：根据患者情况选择 LAMA 或 LAMA+LABA 或 ICS+LABA 或 ICS+LAMA+LABA；若患者的 CAT 评分 >20 分，推荐首选双联支气管扩张药联合治疗。对于外周血嗜酸性粒细胞计数（EOS）≥300 个 /μl 或既往有哮喘病史的慢阻肺患者，可以首选含 ICS 的联合治疗。

在以改善呼吸困难为治疗目标的随访路径中应注意以下方面：①对于使用 LAMA 或 LABA 单药治疗仍存在呼吸困难或运动受限的患者，推荐升级至 LABA+LAMA；如果升级后呼吸困难或运动受限未改善，可考虑更换吸入装置或药物。②对于使用 ICS+LABA 治疗仍存在呼吸困难或运动受限的患者，推荐升级至三联疗法（ICS+LABA+LAMA）。③在任何情况下，

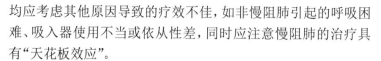

均应考虑其他原因导致的疗效不佳，如非慢阻肺引起的呼吸困难、吸入器使用不当或依从性差，同时应注意慢阻肺的治疗具有"天花板效应"。

在以减少急性加重为治疗目标的随访路径中应注意以下方面：①对于使用 LABA 或 LAMA 单药治疗后仍发生急性加重的患者，推荐升级至 LABA+LAMA 或 ICS+LABA。合并哮喘的患者和近 1 年发生过 1 次急性加重且血 EOS≥300 个 /μl 的患者建议升级到 ICS+LABA 治疗；对于近 1 年内发生≥2 次中度急性加重或≥1 次重度急性加重的患者，血 EOS≥100 个 /μl 时可考虑使用 ICS+LABA 治疗。②对于接受 LAMA+LABA 治疗后发生急性加重的患者，根据血 EOS 水平推荐以下 2 种方案。若血 EOS<100 个 /μl，不推荐使用 ICS 治疗，可添加罗氟司特；若血 EOS≥100 个 /μl，推荐升级至三联疗法（ICS+LABA+LAMA）。③对于接受 ICS+LABA 治疗后发生急性加重的患者，推荐升级至三联疗法。④对于接受三联疗法治疗后发生急性加重的患者，可考虑添加罗氟司特（针对 FEV_1 占预计值 %<50%、慢性支气管炎且近 1 年来至少出现 1 次急性加重住院的患者）或加用大环内酯类抗生素（阿奇霉素的证据较充足，尤其是对于既往吸烟的患者，但需注意其不良反应包括耐药、Q-Tc 间期延长和耳毒性等）。

（二）慢阻肺急性加重期

慢阻肺急性加重是指呼吸道症状急性恶化，需要额外治疗。慢阻肺急性加重分为轻度（单独使用短效支气管扩张药）；中度（使用短效支气管扩张药和抗菌药物，加用或不加用口服糖皮质激素）；重度（需要住院或急诊治疗）。重度急性加重可能并发急性呼吸衰竭。每年急性加重≥2 次定义为频繁急性加重。慢阻肺急性加重的治疗目标为最小化本次急性加重的影响，预防再次急性加重的发生。

1. 支气管扩张药　是慢阻肺急性加重的一线基础治疗，用于改善临床症状和肺功能；推荐优先选择单用短效 β_2 受体激动剂（SABA）或联合短效抗胆碱药（SAMA）吸入治疗。住院患者首选雾化吸入给药，而门诊家庭治疗可采用经储物罐吸入定量气雾剂的方法或家庭雾化治疗。需要使用机械通气的患者可以通过专用的接头连接定量气雾剂吸入药物，或者根据呼吸机的说明书使用雾化治疗。

2. 糖皮质激素　中至重度慢阻肺急性加重患者全身使用糖皮质激素可以缩短康复时间，改善肺功能和氧合，降低病情反复和治疗失败的风险，缩短住院时间。推荐剂量为甲泼尼龙 40mg/d，疗程为 5 天。口服与静脉给药的疗效相当。

3. 抗菌药物　抗菌药物治疗的指征如下。

（1）具有呼吸困难加重、痰量增加和脓性痰增多 3 个症状。

（2）具有包含脓性痰在内的 2 个主要症状。

（3）需要有创或无创机械通气治疗。

慢阻肺急性加重合并肺炎的抗菌治疗参考《中国成人社区获得性肺炎诊断和治疗指南（2016 版）》，住院继发感染的治疗参考《中国成人医院获得性肺炎与呼吸机相关性肺炎诊断和治疗指南（2018 年版）》。抗菌药物品种很多，审核点可参考抗菌药物部分。

二、哮喘药物治疗概述

哮喘（asthma）是由多种细胞以及细胞组分参与的慢性气道炎症性疾病，临床表现为反复发作的喘息、气急，伴或不伴胸闷或咳嗽等症状，同时伴有气道高反应性和可变的气流受限，随着病程延长可导致气道结构改变，即气道重塑。

（一）哮喘治疗药物的分类

1. 控制药物　需要每日使用并长时间维持的药物，这些药物主要通过抗炎作用使哮喘维持临床控制，其中包括吸入性糖

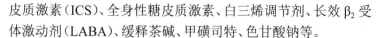

皮质激素（ICS）、全身性糖皮质激素、白三烯调节剂、长效 β_2 受体激动剂（LABA）、缓释茶碱、甲磺司特、色甘酸钠等。

2.缓解药物　又称急救药物，这些药物在有症状时按需使用，通过迅速解除支气管痉挛缓解哮喘症状，包括吸入性和口服速效及短效 β_2 受体激动剂、吸入性抗胆碱药、短效茶碱和全身性糖皮质激素等。

3.重度哮喘的附加治疗药物　主要为生物靶向药物如抗 IgE 单克隆抗体、抗 IL-5 单克隆抗体、抗 IL-5 受体单克隆抗体和抗 IL-4 受体单克隆抗体等，其他还有大环内酯类药物等。

（二）哮喘急性发作的治疗原则

哮喘急性发作是指患者喘息、咳嗽等症状在短时间内迅速加重，肺功能恶化，需要给予缓解药物进行治疗的情况。哮喘发作的常见诱因有接触变应原、各种理化刺激物、上呼吸道感染等。治疗用药和方案取决于哮喘发作的严重程度以及对治疗的反应（表 6-1）。治疗的目的在于尽快缓解症状，解除气流受限和改善低氧血症，同时还需要制订长期治疗方案以预防再次急性发作。

表 6-1　成人哮喘急性发作的一般治疗策略

轻至中度	中至重度	重至危重度
重复吸入 SABA，一次使用 2～4 喷，一般间隔 3h 重复使用，直到症状缓解，同时增加控制药物（如 ICS）的剂量，增加的 ICS 剂量至少为基础使用剂量的 2 倍，最大剂量可用到 2 000μg/d 二丙酸倍氯米松或等效剂量的其他 ICS。如初始治疗和增加控制治疗 2～3d 后未完全缓解，应口服激素治疗	应去急诊或住院治疗、氧疗。首选吸入 SABA（雾化吸入），效果不佳可联合使用 SABA 和 SAMA 吸入治疗。重度患者还可以联合静脉滴注茶碱类药物治疗。尽早口服糖皮质激素，严重者静脉滴注	同中至重度，根据病情收入 ICU，采用无创或气管插管机械通气治疗

（三）哮喘的长期治疗方案

哮喘是一种慢性呼吸道疾病，要根据病情及治疗反应制订个体化的长期治疗方案。哮喘患者的长期治疗方案可分为5级，见表6-2。哮喘治疗以抗炎为基础，对气道炎症水平的监测有助于指导药物治疗方案的调整。而在个体水平上需要考虑以下因素：患者哮喘的临床表型，可能的疗效差异，患者的喜好、吸入技术、依从性、经济能力，医疗资源等实际状况。对于初诊哮喘患者可选择第2级治疗方案，若哮喘患者的病情较重，直接选择第3级治疗方案。如果治疗方案不能使哮喘得到控制，应升级治疗直至达到哮喘控制为止。当哮喘控制并维持至少3个月，治疗方案可以降级治疗。

表6-2　成人哮喘患者的长期（阶梯式）治疗方案

药物	第1级	第2级	第3级	第4级	第5级
推荐选择控制药物	按需低剂量ICS+福莫特罗	低剂量ICS或者按需ICS+福莫特罗	低剂量ICS+LABA	中剂量ICS+LABA	参考临床表型加抗IgE单克隆抗体，或加抗IL-5/IL-5R抗体，或加抗IL-4R单克隆抗体
其他选择控制药物	按需使用SABA时即联合低剂量ICS	LTRA或低剂量茶碱	中剂量ICS或低剂量ICS+LTRA或加茶碱	高剂量ICS+LAMA或加LTRA或加茶碱	高剂量ICS+LABA加其他治疗，如加LAMA或加茶碱或加低剂量口服激素
首选缓解药物	按需低剂量ICS+福莫特罗				
其他可选择的缓解药物	按需使用SABA				

注：LTRA为白三烯受体拮抗剂。

三、慢性阻塞性肺疾病及哮喘治疗药物分类与特点

（一）支气管扩张药

1. β₂ 受体激动剂　按作用时间分类，SABA 用于迅速缓解症状，是按需使用的基本药物，一般不建议长期、单一使用，常用药物如沙丁胺醇、特布他林、左沙丁胺醇；LABA 一般与 ICS 联合应用于需要长期治疗的患者。LABA 又分为快速起效的 LABA（如福莫特罗、茚达特罗、维兰特罗和奥达特罗）和缓慢起效的 LABA（如沙美特罗）。

2. 抗胆碱药　分为 SAMA 和 LAMA，SAMA 如异丙托溴铵，LAMA 噻托溴铵、阿地溴铵、格隆溴铵、乌美溴铵。前者可通过气雾剂和雾化溶液给药，对于慢性持续期哮喘或轻度慢阻肺患者可短期缓解症状；后者有干粉剂和气雾剂，能有效治疗慢阻肺，该药不适用于缓解急性支气管痉挛。

（二）甲基黄嘌呤类药物

茶碱通常用于支气管哮喘和稳定期慢阻肺的治疗，对慢阻肺急性加重的疗效不显著。小剂量茶碱联合激素治疗哮喘的作用与较高剂量激素疗法具有同等疗效，对 ICS 或 ICS 与 LABA 联合使用仍未控制的哮喘患者可加用缓释茶碱作为哮喘的维持治疗。常用药物包括氨茶碱、茶碱、二羟丙茶碱和多索茶碱。

（三）糖皮质激素

慢阻肺的药物治疗过程中，糖皮质激素占有非常重要的地位，给药方式主要包括吸入给药（ICS）和全身给药（口服或静脉）。不推荐对稳定期慢阻肺患者使用 ICS 单药长期治疗。慢阻肺对 ICS 复合制剂长期吸入治疗的反应存在异质性，外周血嗜酸性粒细胞计数可用于指导 ICS 的选择。对于稳定期患者在使用支气管扩张药的基础上是否加用 ICS，要

根据症状和临床特征、急性加重风险、外周血嗜酸性粒细胞数值及合并症综合考虑。对于中至极重度慢阻肺患者，联合使用 ICS 和 LABA 治疗优于其中任何单一药物成分。在伴有活动期或静止期结核时，ICS 要慎用；在急性加重期、有气道阻塞或有黏液阻碍药物进入小气道时，可以全身应用糖皮质激素。

对于哮喘患者，糖皮质激素是最有效的控制哮喘气道炎症的药物。慢性持续期哮喘主要通过吸入和口服途径给药，吸入为首选途径。

常用药物：ICS 包括丙酸倍氯米松、布地奈德和氟替卡松；常用 ICS 的日剂量与互换关系见表 6-3。全身性糖皮质激素包括泼尼松、泼尼松龙和甲泼尼龙；双联治疗的吸入药物包括沙美特罗氟替卡松、布地奈德福莫特罗、丙酸倍氯米松福莫特罗、糠酸氟替卡松维兰特罗。

表 6-3 临床上常用 ICS 的低、中、高日剂量
[成人和青少年(12 岁及 12 岁以上)]

药物名称	日剂量 /µg		
	低剂量	中剂量	高剂量
二丙酸倍氯米松（pMDI，标准颗粒，HFA）	200～500	>500～1 000	>1 000
丙酸倍氯米松（pMDI，超细颗粒，HFA）	100～200	>200～400	>400
布地奈德（DPI）	200～400	>400～800	>800
环索奈德（pMDI，超细颗粒，HFA）	80～160	>160～320	>320
丙酸氟替卡松（DPI）	100～250	>250～500	>500
丙酸氟替卡松（pMDI，标准颗粒，HFA）	100～250	>250～500	>500

续表

药物名称	日剂量/μg		
	低剂量	中剂量	高剂量
糠酸莫米松（DPI）	200	200	400
糠酸莫米松（pMDI，标准颗粒，HFA）	200～400	200～400	>400

注：pMDI 为定量气雾吸入剂；HFA 为氢氟烷烃抛射剂；DPI 为干粉吸入剂。

（四）磷酸二酯酶-4 抑制剂

罗氟司特是磷酸二酯酶-4 抑制剂，主要用于严重慢阻肺并伴有慢性支气管炎和急性加重史的患者，降低其慢阻肺急性加重的风险。

（五）白三烯受体拮抗剂（LTRA）

LTRA 和 5-脂氧合酶抑制剂是 ICS 之外可单独应用的哮喘长期控制药物之一，可作为轻度哮喘的替代治疗药物和中至重度哮喘的联合用药。在我国主要使用 LTRA。LTRA 可减轻哮喘症状、改善肺功能、减少哮喘恶化，但其抗炎作用不如 ICS。

四、慢性阻塞性肺疾病及哮喘治疗药物常规用法用量

慢阻肺及哮喘治疗药物的常规用法用量见表 6-4。

表 6-4 慢阻肺及哮喘治疗药物的常规用法用量

药物名称	常规剂量	给药频次（次/d）	最大剂量	给药时间	给药途径	维持时间/h
沙丁胺醇	0.1~0.2mg/次	3~6	0.8mg/d	q.6~8h.	吸入（气雾剂）	4~6
	2.5~5mg/次	4	—	q.6h.	吸入（溶液）	4~6
特布他林	5mg/次	3	—	q.8h.	吸入	4~7
丙卡特罗	50μg/次	1~2	—	q.12~24h.	口服	6~8
	20μg/次	<4	80μg/d	—	吸入	6~8
福莫特罗	4.5~9μg/次	1~2	36μg/d	q.12h.	吸入	12
	12μg/次	1~2	48μg/d	q.12h.	吸入	12
布地奈德福莫特罗	80/4.5μg/次	1~2	—	q.12~24h.	吸入	12
	160/4.5μg/次	1~2	—	q.12~24h.	吸入	12
	320/9μg/次	2	—	q.12~24h.	吸入	12
茚达特罗	150μg/次	1	150μg/d	q.24h.	吸入	24
茚达特罗格隆溴铵	110/50μg/次	1	—	q.24h.	吸入	24
沙美特罗	25~50μg/次	2	—	q.12h.	吸入	12
沙美特罗氟替卡松	50/100μg/次	2	—	q.12h.	吸入	12
	50/250μg/次	2	—	q.12h.	吸入	12
	50/500μg/次	2	—	q.12h.	吸入	12

药物名称	常规剂量	给药频次（次/d）	最大剂量	给药时间	给药途径	维持时间/h
氟替卡松维兰特罗	100/25μg/次	1	200/25μg/d	q.24h.	吸入	24
	200/25μg/次	1	200/25μg/d	q.24h.	吸入	24
乌美溴铵维兰特罗	62.5/25μg/次	1	62.5/25μg/d	q.24h.	吸入	24
异丙托溴铵	0.5mg/次	3~4	240μg/d	q.6~8h.	吸入（溶液）	6~8
	20~40μg/次	3~4	—	q.6~8h.	吸入（气雾剂）	6~8
复方异丙托溴铵（2.5ml：异丙托溴铵0.5mg/硫酸沙丁胺醇3mg）	2.5ml/次	3~4		q.6~8h.	吸入	6~8
噻托溴铵	18μg/次	1	18μg/d	q.24h.	吸入（粉雾剂）	24
	5μg/次	1	5μg/d	q.24h.	吸入（喷雾剂）	24
噻托溴铵奥达特罗	5/5μg/次	1	—	q.24h.	吸入（喷雾剂）	24
格隆溴铵	15.6μg/次	2	31.2μg/d	q.12h.	吸入	24
氟替美维	100/62.5/25μg/次	1	100/62.5/25μg/d	q.24h.	吸入	24
布地格福	320/14.4/9.6μg/次	2	640/28.8/19.2μg/d	q.12h.	吸入	12
茶碱	100~200mg/次	2	900mg/d	q.12h.	口服（缓释片）	不定，最长24
	200~300mg/次	2	600mg/d	q.12h.	口服（缓释胶囊）	
	首剂负荷4.7mg/kg，维持0.55mg/(kg·h)	—	—	—	静脉滴注，负荷剂量时滴速不超过20mg/min	

续表

药物名称	常规剂量	给药频次/(次/d)	最大剂量	给药时间	给药途径	维持时间/h
氨茶碱	100~200mg/次	3	1 000mg/d	q.8h.	口服	不定,最长24
	250~500mg/次	—	1 000mg/d	—	静脉滴注	—
多索茶碱	200~400mg/次	2	—	q.12h.	口服	—
	200mg/次	2	—	q.12h.	静脉推注	—
	300mg/次	1	—	q.24h.	静脉滴注	—
倍氯米松	100~400μg/次	2	800μg/d	q.12h.	吸入(气雾剂)	—
	0.8mg/次	1~2	—	q.12~24h.	吸入(混悬液)	—
布地奈德	100~400μg/次	2~4	1 600μg/d	q.6~12h.	吸入(气雾剂/粉雾剂)	—
	0.5~2mg/次	2	—	q.12h.	吸入(混悬液)	—
罗氟司特	250~500μg/次	1	—	q.24h.	口服	—
孟鲁司特钠	10mg/次	1	—	q.24h.	口服	—
奥马珠单抗	75~600mg/次(根据体重和IgE水平可分1~4次注射)	—	—	每2周或4周	皮下注射	—

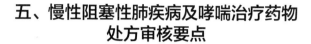

五、慢性阻塞性肺疾病及哮喘治疗药物
处方审核要点

（一）支气管扩张药

1. β_2 受体激动剂的处方审核要点见表 6-5。

表 6-5　β_2 受体激动剂的处方审核要点

药物名称	特点	禁忌证	相互作用	妊娠期分级 /哺乳期分级
SABA				
沙丁胺醇、特布他林	吸入给药数分钟内起效，主要用于缓解症状，按需使用，可多次反复使用，不宜长期、单一、过量使用	对本品及其他拟交感神经药有过敏史者	通常情况不能与非选择性 β 受体拮抗剂如普萘洛尔合用；与其他拟交感神经药联用时应注意过度的拟交感神经作用产生；联用黄嘌呤衍生物、糖皮质激素及非保钾利尿药可能致低血钾	沙丁胺醇 C/L1特布他林 B/L2
LABA				
福莫特罗	吸入 1～3min起效，持效12h，半衰期为 14h；口服30min 起效，持效 20h	对本品过敏者	联用肾上腺素及异丙肾上腺素等可能引起心律不齐或引起心脏停搏，应避免联用；联用黄嘌呤衍生物、糖皮质激素及非保钾利尿药可能由于致低血钾而导致心律不齐	C/L3
沙美特罗	10～20min 起效，持效 12h，半衰期为 14h	对本品过敏者	联用 β 受体拮抗剂可能使哮喘患者产生严重的支气管痉挛	C/L2

续表

药物名称	特点	禁忌证	相互作用	妊娠期分级/哺乳期分级
茚达特罗	5min起效,半衰期为40~52h	未使用长期哮喘控制药物的哮喘患者禁用所有LABA;对茚达特罗或其他辅料有过敏史的患者	联用黄嘌呤衍生物、糖皮质激素及非保钾利尿药可能致低血钾	C/—
奥达特罗	吸入给药后10~20min达血药峰浓度,以一日1次吸入给药,连用8d后达稳态血药浓度	对本品过敏者	联用其他拟肾上腺素增加拟交感神经作用;联用黄嘌呤衍生物、糖皮质激素及非保钾利尿药可能致低血钾	—/—

2. 抗胆碱药的处方审核要点见表6-6。

表6-6　抗胆碱药的处方审核要点

药物名称	特点	禁忌证	相互作用	妊娠期分级/哺乳期分级
SAMA				
异丙托溴铵	吸入5min起效,持效4~6h	对本品或阿托品及其衍生物过敏的患者	联用黄嘌呤衍生物、β肾上腺素受体激动剂和抗胆碱药可增加副作用	B/—
LAMA				
噻托溴铵	吸入5min达血药浓度峰值,持效24h,半衰期为36h	对本品或阿托品及其衍生物过敏的患者	与抗胆碱药联用可增加副作用	C/L3

续表

药物名称	特点	禁忌证	相互作用	妊娠期分级/哺乳期分级
格隆溴铵	吸入5min达血药浓度峰值,绝对生物利用度约为40%。约90%的给药量经肺吸收,10%经胃肠道吸收	对本品过敏者;患有青光眼、麻痹性肠梗阻、急性出血的不稳定性心血管状态、严重溃疡性结肠炎、中毒性巨结肠并发溃疡性结肠炎、重症肌无力患者	与金刚烷胺合用增加本品的抗胆碱作用;与阿替洛尔合用增加阿替洛尔的生物利用度;与氟哌啶醇合用降低氟哌啶醇的浓度;与左旋多巴合用减弱左旋多巴的作用	C/L3

(二)甲基黄嘌呤类药物

甲基黄嘌呤类药物的处方审核要点见表6-7。

表6-7 甲基黄嘌呤类药物的处方审核要点

药物名称	特点	禁忌证	相互作用	妊娠期分级/哺乳期分级
氨茶碱	为茶碱与乙二胺复盐,药理作用来自茶碱,乙二胺增强其水溶性;有效浓度参照茶碱的浓度	对本品过敏、活动性消化溃疡、未经控制的惊厥患者	联用地尔硫䓬、维拉帕米、美西律、西咪替丁、雷尼替丁、红霉素、氧氟沙星、环丙沙星等其血药浓度升高,毒性增加;联用苯巴比妥、苯妥英钠、利福平其血药浓度降低	C/L3
茶碱	血清茶碱浓度超过20μg/ml时可出现心动过速、心律失常;血清浓度超过40μg/ml时可出现发热、失水、惊厥等症状,严重者甚至出现呼吸、心跳停止	同氨茶碱	同氨茶碱	C/L3

续表

药物名称	特点	禁忌证	相互作用	妊娠期分级/哺乳期分级
多索茶碱	松弛支气管平滑肌痉挛的作用较茶碱强10～15倍，并具有茶碱所没有的镇咳作用，无腺苷受体阻断作用，故与茶碱相比较少引起中枢、胃肠道及心血管等肺外系统的不良反应	急性心肌梗死及哺乳期妇女；对黄嘌呤衍生物类药物过敏	同氨茶碱	—/—

（三）糖皮质激素

糖皮质激素的处方审核要点见表6-8。

表6-8　糖皮质激素的处方审核要点

药物名称	特点	禁忌证	相互作用	妊娠期分级/哺乳期分级
全身性糖皮质激素				
可的松、氢化可的松	短效，持续效果8～12h	对本品及肾上腺皮质激素药物有过敏史的患者	巴比妥类、苯妥英类、利福平可使本品的代谢作用减弱；水杨酸类药物可增加本品的不良反应；本品减弱抗凝血药、口服降血糖药的作用；联用排钾利尿药可引起低血钾	可的松 D/— 氢化可的松 C/L3
甲泼尼龙、泼尼松、泼尼松龙	中效，持续效果12～36h	对本品过敏或全身性真菌感染患者	同可的松	甲泼尼龙 C/L2；泼尼松 C（溶液、片剂）和 D（缓释片）/L2；泼尼松龙 C（滴眼液、口服溶液）和 D（口服混悬液、口腔崩解片）/L2

药物名称	特点	禁忌证	相互作用	妊娠期分级 / 哺乳期分级
地塞米松	长效,持续效 果 36~54h	同可的松	同可的松	C/L3
ICS				
倍氯米松	—	对本品或 其他糖皮 质激素过 敏者	本品减弱胰岛素及口 服降血糖药作用;联 用利尿药可引起低 血钾	C/L2
布地奈德	抗炎作用较 强,为倍氯米 松的 2 倍、氢 化可的松的 600 倍、地塞 米松的 20~ 30 倍	对本品任 一成分过 敏者	西咪替丁可影响布地 奈德的体内代谢,但 吸入的推荐剂量下无 明显的临床意义	B(吸入)/L1
氟替卡松	是脂溶性最 强的糖皮质 激素	对本品过 敏者	与强效细胞色素 P450(CYP)3A4 抑制 剂(如利托那韦、阿 扎那韦、克拉霉素、 茚地那韦、伊曲康唑、 奈法唑酮、奈非那韦、 沙奎那韦、泰利霉素) 合用可增加本品的暴 露量,从而增加全身 性糖皮质激素的不良 反应,不推荐合用	C/L3

(四)磷酸二酯酶 -4 抑制剂

磷酸二酯酶 -4 抑制剂的处方审核要点见表 6-9。

表 6-9　磷酸二酯酶 -4 抑制剂的处方审核要点

药物名称	特点	禁忌证	相互作用	妊娠期分级 / 哺乳期分级
罗氟司特	选择性地抑制 PDE4，可提高肺部细胞内的 cAMP 水平	中至重度肝损伤患者（Child-Pugh B 级或 C 级）	细胞色素 P450（CYP）抑制剂如西咪替丁、依诺沙星、红霉素、氟伏沙明、复方口服避孕药（含孕二烯酮、炔雌醇）可增加本品的系统暴露量及不良反应；强效 CYP 诱导剂如卡马西平、苯巴比妥、苯妥英钠、利福平可减少本品的系统暴露量，可能减弱本品的疗效，不推荐合用	不能排除对胎儿的风险 / 不能排除对婴儿的风险

（李朋梅撰写，杜小莉、《共识》专家组审阅）

参 考 文 献

[1] 中华人民共和国卫生部 . 糖皮质激素类药物临床应用指导原则 . 中华内分泌代谢杂志 , 2012 , 28（2）: 171-202.

[2] 2021 GOLD 慢性阻塞性肺疾病全球倡议 : COPD 诊断、治疗与预防全球策略 . https://goldcopd.org/wp-content/uploads/2020/11/GOLD-REPORT-2021-v1.1-25Nov20_WMV.pdf.

[3] 中华医学会呼吸病学分会哮喘学组 . 支气管哮喘防治指南（2020 年版）. 中华结核和呼吸杂志 , 2020 , 43（12）: 1023-1048.

[4] 中国医师协会急诊医师分会，中国人民解放军急救医学专业委员会，北京急诊医学学会，等 . 雾化吸入疗法急诊临床应用专家共识（2018）. 中国急救医学 , 2018 , 38（7）: 565-574.

[5] 中华医学会呼吸病学分会慢性阻塞性肺疾病学组，中国医师协会呼吸医师分会慢性阻塞性肺疾病工作委员会 . 慢性阻塞性肺疾病诊治指南（2021 年修订版）. 中华结核和呼吸杂志 , 2021 , 44（3）: 170-205.

消化系统常见疾病治疗药物
处方审核要点专家共识

一、消化系统常见疾病药物治疗概述

消化系统疾病是临床常见病、多发病，其中以消化性溃疡的发病率最高，反酸、胃灼热、消化不良、腹泻、便秘、呕吐等消化道症状也较为常见。根据《陈新谦新编药物学》（第 18 版），消化系统疾病用药分为消化性溃疡用药、胃食管反流病用药、胃肠解痉药、助消化药、促胃肠动力药、镇吐药、催吐药、泻药、止泻药、微生态药等。

（一）消化性溃疡（peptic ulcer，PU）

抑酸治疗是缓解 PU 症状，促进愈合溃疡的最主要的措施。质子泵抑制剂（proton pump inhibitor，PPI）是首选药，常规采用标准剂量的 PPI，每日 1 次，早餐前 0.5 小时给药，治疗十二指肠溃疡的疗程为 4～6 周、胃溃疡的疗程为 6～8 周，对于存在高危因素和巨大溃疡患者建议适当延长疗程。对于幽门螺杆菌（*Helicobacter pylori*，Hp）阳性的 PU 应常规行 Hp 根除治疗，在抗 Hp 治疗结束后仍应继续使用 PPI 至疗程结束。其他抑酸药与抗酸药亦有助于缓解 PU 的腹痛、反酸等症状，促进溃疡愈合。H_2 受体拮抗剂的抑酸效果逊于 PPI，常规采用标准剂量，每日 2 次，对十二指肠溃疡的疗程需要 8 周，用于治疗胃溃疡时疗程应更长。联合应用胃黏膜保护剂可提高 PU 的愈合质量，有助于减少溃疡复发。对于老年人 PU、难治性溃疡、巨大溃疡（直径>2cm）和复发性溃疡，建议在抑酸、抗 Hp 治疗的同时联合应用胃黏膜保护剂。

（二）胃食管反流病（gastroesophageal reflux disease，GERD）

调整生活方式是 GERD 患者的基础治疗手段，包括减肥、戒烟、抬高床头。PPI 或新型抑酸药钾离子竞争性酸阻滞剂（potassium-competitive acid blocker，P-CAB）是治疗 GERD 的首选药，单剂量治疗无效可改用双倍剂量，一种抑酸药无效可尝试换用另一种，疗程为 4～8 周。大量研究证据表明 PPI 在缓解 GERD 症状、愈合糜烂性食管炎方面的疗效优于组胺 H_2 受体拮抗剂，是治疗 GERD 诱导缓解和维持治疗的首选药。P-CAB 通过竞争性阻断 H^+，K^+-ATP 酶中钾离子的活性，抑制胃酸分泌。多项临床研究显示 P-CAB 在食管炎黏膜愈合率和反流症状的缓解方面不劣于 PPI。我国牵头的亚洲地区多中心研究提示 P-CAB 伏诺拉生 20mg（1 次 /d）和兰索拉唑 30mg（1 次 /d）治疗反流性食管炎 8 周的愈合率分别达 92.4% 和 91.3%。维持治疗方法包括按需治疗和长期治疗。抑酸药初始治疗有效的非糜烂性反流和轻度食管炎患者可采用按需治疗，PPI 或 P-CAB 为首选药。PPI 或 P-CAB 停药后症状复发、重度食管炎患者通常需要长期维持治疗。抗酸药可快速缓解反流症状，用于 GERD 的对症治疗，但不主张长期使用。临床上常用的抗酸药有氢氧化铝、铝碳酸镁、海藻酸盐等。促胃肠动力药联合抑酸药对缓解 GERD 患者的症状可能有效。临床上常用的甲氧氯普胺、多潘立酮、莫沙必利和伊托必利。

（三）Hp 感染

目前推荐铋剂四联（PPI+ 铋剂 +2 种抗生素）疗法作为主要的经验性根除 Hp 方案（推荐 7 种方案，详见下文），疗程为 10～14 天，左氧氟沙星作为补救治疗备选。

（四）功能性消化不良（functional dyspepsia，FD）

PPI 和 H_2 受体拮抗剂可作为 FD 尤其是上腹痛综合征

（epigastric pain syndrome，EPS）的经验性治疗药物，疗程为 4～8 周；促胃肠动力药可作为 FD 特别是餐后不适综合征（postprandial distress syndrome，PDS）的首选经验性治疗药物；对于 Hp 感染的 FD 患者，根除 Hp 能使部分患者受益；消化酶可作为 FD 的辅助治疗；精神心理治疗对伴有焦虑、抑郁的 FD 患者有效。

（五）慢性便秘（chronic constipation）

慢性便秘患者需要增加膳食纤维和水的摄入、增加运动、建立良好的排便习惯。容积性泻药和渗透性泻药主要用于轻、中度便秘患者；刺激性泻药可以短期、间断使用。

（六）慢性胃炎（chronic gastritis）

证实 Hp 阳性的慢性胃炎可酌情进行 Hp 根除治疗。服用损伤胃黏膜的药物（如 NSAID）导致慢性胃炎，应评估患者是否可以停用该药物；对于须长期服药者，应进行 Hp 筛查并根除，并根据病情或症状严重程度选用 PPI、H_2 受体拮抗剂或胃黏膜保护剂。伴胆汁反流的慢性胃炎可应用促胃肠动力药和 / 或有结合胆酸作用的胃黏膜保护剂。对症治疗包括对以上腹痛和上腹烧灼感为主要症状，尤其是伴有胃黏膜糜烂的患者，可根据症状严重程度选用胃黏膜保护剂、抑酸药或抗酸药。对以上腹饱胀、恶心或呕吐等为主要症状的患者，可选用促胃肠动力药治疗。对存在与进食相关的上腹饱胀、纳差等消化功能低下症状的老年患者，可采用消化酶制剂治疗。有消化不良症状且伴明显的精神心理因素的老年慢性胃炎患者可用抗抑郁药或抗焦虑药治疗。

（七）急性上消化道出血（acute upper gastrointestinal bleeding，UGIB）

药物治疗仍是 UGIB 的首选治疗手段。对病情危重，特别是初次发病、原因不详以及既往病史不详的患者，在生命支持和容量复苏的同时，可以采取"经验性联合用药"。严重 UGIB 的联合用药方案为静脉应用生长抑素 +PPI。当高度怀疑静脉曲张性出血时，在此基础上联用血管升压素（垂体后叶素等）+ 抗生素。

二、消化系统常见疾病治疗药物分类与特点

常用的消化系统疾病治疗药物包括 PPI、抗酸药、H_2 受体拮抗剂、胃黏膜保护剂、消化酶制剂、促胃肠动力药、泻药、止泻药、微生态药物等。具体见表 7-1～表 7-12。

表 7-1 不同 PPI 口服制剂的适应证

PPI	适应证				
	GERD	PU	NSAID 相关性溃疡	胃泌素瘤	Hp 感染根除 **
奥美拉唑	+	+	+*	+	+
兰索拉唑	+	+	−	+	+
泮托拉唑	+	+	−	−	+
雷贝拉唑	+	+	−	+	+
艾司奥美拉唑	+	−	+	−	+
艾普拉唑	+	+	−	−	+

注：NSAID 为非甾体抗炎药。* 包括预防 NSAID 相关性溃疡，参考信息来自原研药的药品说明书；** 参考《第五次全国幽门螺杆菌感染处理共识报告》。

表 7-2 不同 PPI 注射剂的适应证

PPI	适应证					
	GERD	PU	NSAID 相关性溃疡	胃泌素瘤	上消化道出血	预防应激性黏膜损伤
奥美拉唑	+	+	+	+	+	+
兰索拉唑	−	+	+	+	+	+
泮托拉唑	+	+	+	+	+	+
雷贝拉唑	+	+	−	+	+	+
艾司奥美拉唑	+	−	−	+	+	+
艾普拉唑	−	+	−	−	+	+

注：NSAID 为非甾体抗炎药；参考信息来自原研药的药品说明书。

表7-3　PPI的作用特点比较及不良反应

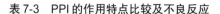

	奥美拉唑	兰索拉唑	泮托拉唑	雷贝拉唑	艾司奥美拉唑	艾普拉唑
主要代谢途径	CYP2C19	CYP3A4	CYP2C19	CYP2C19	CYP2C19	CYP3A4
次要代谢途径	CYP3A4	CYP2C19	CYP3A4	CYP3A4	CYP3A4	
常见不良反应	头痛、胃肠道症状（腹泻、恶心、胃肠胀气、腹痛、便秘）、口干等					
长期（≥6个月）使用的不良反应	包括骨折、心肌梗死、小肠细菌过度生长、萎缩性胃炎、低镁血症、艰难梭菌感染、肺炎、维生素B_{12}和铁吸收不良、肿瘤等					

表7-4　PPI在特殊病理、生理状况患者中的应用[*]

特殊人群	奥美拉唑	兰索拉唑	泮托拉唑	雷贝拉唑	艾司奥美拉唑	艾普拉唑
肾功能异常者	无须调整	15mg/d	无须调整	无须调整	无须调整	慎用
肝功能异常者	严重者≤20mg/d	慎用15mg/d	重度≤20mg/d	严重者慎用	严重者≤20mg/d	慎用
老年人	无须调整	慎用	无须调整	无须调整	无须调整	无须调整
儿童	可以使用	经验有限	无临床资料	无临床资料	无临床资料	无临床资料
孕妇	可以使用	利大于弊时使用	利大于弊时使用	利大于弊时使用	慎用	不建议服用
哺乳期妇女	对婴儿的影响较小	暂停哺乳	暂停哺乳	暂停哺乳	暂停哺乳	暂停哺乳

注：[*]此部分参考国内原研药的药品说明书、美国FDA妊娠期分级及最新临床诊疗指南。

表7-5　抗酸药特点

	铝镁加	铝碳酸镁
适应证	用于治疗胃及十二指肠溃疡或胃酸过多引起的反酸、胃灼热、疼痛、腹胀、嗳气等症状	慢性胃炎；与胃酸有关的胃部不适症状，如胃痛、胃灼热、酸性嗳气、饱胀等
不良反应	偶有便秘、腹泻或恶心	偶见便秘、稀便、口干和食欲缺乏；大剂量服用可导致软糊状便、大便次数增多、腹泻和呕吐；过敏反应
注意事项	避免与四环素类药物合用	肌酐清除率为30～80ml/min、高镁血症、高钙血症者及严重心功能不全者慎用；妊娠期头3个月慎用；连续使用不得超过1周

表7-6　H_2受体拮抗剂特点

	西咪替丁	雷尼替丁	法莫替丁
适应证	胃溃疡、十二指肠溃疡、反流性食管炎、应激性溃疡、胃泌素瘤		
抑酸强度和持续时间	相比雷尼替丁和法莫替丁，抑酸作用弱	抑酸作用为西咪替丁的5～12倍，作用维持8～12h	抑酸作用比西咪替丁强20倍，作用时间可达12h以上
不良反应	常见头痛、头晕、腹泻、肌痛、疲劳、嗜睡等。剂量较大时可引起男性乳房肿胀、泌乳现象、性欲减退等，雷尼替丁和法莫替丁的此作用较少	常见恶心、皮疹便秘、乏力等。与西咪替丁相比，损伤肾功能、性腺功能和中枢神经的不良作用较轻	皮疹、心动过速、白细胞减少、嗜酸性粒细胞增多、氨基转移酶升高等
药物相互作用	能抑制CYP450活性，与华法林、苯妥英钠、苯巴比妥、茶碱、氯吡格雷等药物均有相互作用，合用时需调整剂量	对肝药酶的影响较弱。与普萘洛尔、利多卡因等合用时可延缓这些药物的作用	对肝药酶几乎无影响。丙磺舒会抑制法莫替丁从肾小管的排泄

续表

	西咪替丁	雷尼替丁	法莫替丁
注意事项	用药期间应注意检查肾功能和血象	可导致维生素B$_{12}$缺乏	可降低伊曲康唑的血药浓度,应慎用

表7-7　胃黏膜保护剂特点

	胶体果胶铋	枸橼酸铋钾	替普瑞酮	瑞巴派特
适应证	胃及十二指肠溃疡、慢性胃炎。与抗生素合用于Hp的根除治疗	用于慢性胃炎及缓解胃酸过多引起的胃痛、胃灼热和反酸。与抗生素合用用于Hp的根除治疗	急性胃炎、慢性胃炎急性加重期胃黏膜病变(糜烂、出血、潮红、水肿)的改善;胃溃疡	胃溃疡;急性胃炎、慢性胃炎急性加重期胃黏膜病变(糜烂、出血、充血、水肿)的改善
不良反应	大便呈黑褐色	服药期间口内可能带有氨味,并可使舌苔及大便呈灰黑色,停药后即自行消失	肝功能障碍及黄疸、白细胞计数降低、头晕、眼部不适等	肝功能障碍及黄疸、白细胞计数减少、血小板减少
药物相互作用	不得与牛奶同服	牛奶和抗酸药可干扰本品的作用,不能同时服用;与四环素同服会影响后者吸收	替普瑞酮和奥美拉唑合用后可以提高奥美拉唑的血药浓度	无

表7-8　消化酶制剂特点

	胰酶肠溶胶囊	复方消化酶胶囊	米曲菌胰酶片	复方阿嗪米特
适应证	可用于各种原因所致的消化不良的治疗,尤其是胰腺疾病相关的器质性消化不良的治疗	用于食欲缺乏、消化不良,也可用于胆囊炎和胆石症以及胆囊切除患者的消化不良	用于消化酶减少引起的消化不良	用于因胆汁分泌不足或消化酶缺乏而引起的症状

续表

	胰酶肠溶胶囊	复方消化酶胶囊	米曲菌胰酶片	复方阿嗪米特
不良反应	腹泻、便秘、恶心和皮肤反应	呕吐、泄泻、软便。可发生口内不快感	过敏性呼吸道反应和皮肤反应罕见	尚未见严重不良反应

表7-9　促胃肠动力药特点

	多潘立酮	莫沙必利	伊托必利	曲美布汀
适应证	用于消化不良、腹胀、嗳气、恶心、呕吐、腹部胀痛	用于改善因胃肠动力减弱引起的消化道症状	用于功能性消化不良引起的各种症状,如上腹不适、餐后饱胀、食欲缺乏、恶心、呕吐等	用于胃肠道运动功能紊乱引起的食欲缺乏、恶心、呕吐、嗳气、腹胀、腹鸣、腹痛、腹泻、便秘等症状的改善。还可用于肠易激综合征
不良反应	偶见口干、头痛、失眠、神经过敏、头晕、嗜睡、倦怠、腹部痉挛、腹泻、反流、恶心、胃灼热、皮疹、瘙痒、荨麻疹、口腔炎、结膜炎等;有时导致血清泌乳素水平升高、溢乳、男子乳房女性化、女性月经不调等,但停药后即可恢复正常	嗜酸性粒细胞增多、腹泻和稀便、口渴、腹痛、催吐和呕吐	腹泻、腹痛、便秘、唾液分泌增加、头痛、睡眠障碍、眩晕、白细胞减少,偶然出现血BUN、肌酐值升高。有氨基转移酶和催乳素升高、背部疼痛、疲乏、手指发麻、手抖等	偶有口渴、口内麻木、恶心、呕吐、腹泻、腹鸣、便秘和心动过速、心悸、困倦、眩晕、头痛、嗜睡、皮疹、荨麻疹、瘙痒、排尿困难、无尿等;严重不良反应为肝损伤、黄疸

续表

	多潘立酮	莫沙必利	伊托必利	曲美布汀
药物相互作用	与地尔硫草和维拉帕米合用会导致多潘立酮的血药浓度升高	抗胆碱药(阿托品、东莨菪碱等)可使本药的作用减弱,因此与抗胆碱药并用时应分开间隔使用;与红霉素合用可升高本药的血药浓度	替喹溴铵、丁溴东莨菪碱、噻托溴铵等抗胆碱药可能使本药促进胃肠道运动的作用减弱,故本药应避免与这些药物合用	无

表 7-10　泻药特点

	乳果糖	聚乙二醇	开塞露
适应证	便秘:调节结肠的生理节律;肝性脑病:用于治疗和预防肝昏迷或昏迷前状态	成人及 8 岁以上儿童(包括 8 岁)便秘的症状治疗。儿童应为短期治疗,最长疗程不应超过 3 个月	便秘
不良反应	初始治疗会出现腹胀,高剂量会出现腹痛和腹泻	腹痛、腹胀、腹泻、恶心	尚不明确
注意事项	在便秘的治疗剂量下不会对糖尿病患者带来任何问题,当剂量较高时糖尿病患者应慎用	可以用于糖尿病或需要无乳糖饮食的患者	避免擦伤肛门或直肠

表 7-11　止泻药特点

	蒙脱石	口服补液盐
适应证	用于成人及儿童急、慢性腹泻	治疗和预防急、慢性腹泻造成的轻度脱水
不良反应	可能产生轻度便秘	胃肠道不良反应可见恶心、刺激感,多因未按规定溶解本品,由于浓度过高而引起

表7-12　微生态药物特点

通用名	成分	贮存条件	注意事项
双歧杆菌四联活菌胶囊	婴儿双歧杆菌、嗜酸乳杆菌、粪肠球菌、蜡样芽孢杆菌	2～8℃	抗菌药物可对活菌有抑制作用。铋剂、鞣酸、药用炭等能抑制、吸附或杀灭活菌,应错时分开服用
双歧杆菌三联活菌胶囊	长型双歧杆菌、嗜酸乳杆菌、粪肠球菌	2～8℃	同上
枯草杆菌二联活菌胶囊	屎肠球菌、枯草杆菌	10～30℃干燥	同上
枯草杆菌二联活菌颗粒	屎肠球菌、枯草杆菌	≤25℃避光干燥处	同上,直接服用时应注意避免呛咳,不满3岁的婴幼儿不宜直接服用
地衣芽孢杆菌胶囊	地衣芽孢杆菌活菌	避光干燥	抗菌药物可对活菌有抑制作用。铋剂、鞣酸、药用炭等能抑制、吸附或杀灭活菌,应错时分开服用
乳酶生片	干活肠球菌	≤20℃	同上
食母生片	干酵母菌	密闭干燥	要嚼服,过量可致腹泻
乳酸菌素片	乳酸菌素(乳酸菌的发酵代谢产物)	凉暗处	要嚼服,铋剂、鞣酸、药用炭等能吸附本药,不宜合用

注:双歧杆菌四联活菌、双歧杆菌三联活菌、枯草杆菌二联活菌、地衣芽孢杆菌、乳酶生为活菌;食母生、乳酸菌素为死菌。

三、消化系统常见疾病治疗药物常规用法用量

具体见表7-13～表7-16。

表7-13　抗Hp治疗

方案	抗生素1	抗生素2
1	阿莫西林1 000mg,2次/d	克拉霉素500mg,2次/d

续表

方案	抗生素 1	抗生素 2
2	阿莫西林 1 000mg, 2 次 /d	左氧氟沙星 500mg, 1 次 /d 或 200mg, 2 次 /d
3	阿莫西林 1 000mg, 2 次 /d	呋喃唑酮 100mg, 2 次 /d
4	四环素 500mg, 3 次 /d 或 4 次 /d	甲硝唑 400mg, 3 次 /d 或 4 次 /d
5	四环素 500mg, 3 次 /d 或 4 次 /d	呋喃唑酮 100mg, 2 次 /d
6	阿莫西林 1 000mg, 2 次 /d	甲硝唑 400mg, 3 次 /d 或 4 次 /d
7	阿莫西林 1 000mg, 2 次 /d	四环素 500mg, 3 次 /d 或 4 次 /d

注：标准剂量（PPI+ 铋剂）（2 次 /d，餐前半小时口服）+2 种抗生素（餐后口服）。标准剂量的 PPI 为艾司奥美拉唑 20mg、雷贝拉唑 10mg（或 20mg）、奥美拉唑 20mg、兰索拉唑 30mg、泮托拉唑 40mg、艾普拉唑 5mg，以上选一；标准剂量的铋剂为枸橼酸铋钾 220mg。

表 7-14 口服 PPI 的标准剂量

PPI	标准剂量 /(mg/d)
奥美拉唑	20
兰索拉唑	30
泮托拉唑	40
雷贝拉唑	20
艾司奥美拉唑	20[a] 或 40[b]
艾普拉唑	5[a] 或 10[b]

注：[a] 非胃食管反流；[b] 反流性食管炎。

表 7-15 常用 PPI 注射剂的使用方法

药物名称	配制		是否需要滤器
	静脉注射	静脉滴注	
奥美拉唑	溶于 10ml 专用溶媒	溶于 100ml 0.9% 氯化钠溶液或溶于 100ml 5% 葡萄糖溶液	否
艾司奥美拉唑	溶于 5ml 0.9% 氯化钠溶液	溶于 100ml 0.9% 氯化钠溶液	否

续表

药物名称	配制		是否需要滤器
	静脉注射	静脉滴注	
泮托拉唑	溶于 10ml 0.9% 氯化钠溶液	溶于 100ml 0.9% 氯化钠溶液或 5% 葡萄糖溶液	否
兰索拉唑	不可静脉注射	先用 5ml 灭菌注射用水溶解，再溶于 100ml 0.9% 氯化钠溶液	是
雷贝拉唑	不可静脉注射	以 0.9% 氯化钠注射液 5ml 溶解，溶解后的药液加入 100ml 0.9% 氯化钠溶液	否
艾普拉唑	不可静脉注射	10mg 完全溶解于 100ml 0.9% 氯化钠溶液	是

表 7-16　其他消化系统疾病治疗药物的常规用法用量

药物名称	常规剂量	给药频次 /（次 /d）	最大剂量	给药时间	给药途径
西咪替丁	0.2～0.4g/ 次	2～4	1.6g/d	餐后及睡前	口服
	0.2～0.4g/ 次	3～4	1.6g/d	无要求	注射
雷尼替丁	0.15g/ 次	2	0.3g/d	清晨和睡前	口服
法莫替丁	20mg/ 次	2	40mg/d	早、晚餐后或睡前	口服
	20mg/ 次	2	40mg/d	无要求	注射
胶体果胶铋	0.2g/ 次	3	0.6g/d	餐前 1h 服用	口服
枸橼酸铋钾（含铋量）	110mg/ 次	4	440mg/d	前 3 次于三餐前半小时，第 4 次于晚餐后 2h 服用	口服
胰酶肠溶胶囊	0.3～0.9g/ 次	3	2.7g/d	餐前半小时整粒吞服	口服
复方消化酶胶囊	1～2 粒 / 次	3	6 粒 /d	餐后服	口服
米曲菌胰酶片	1 片 / 次	3	3 片 /d	餐中或餐后服用，需整片吞服，不可咀嚼服用	口服

药物名称	常规剂量	给药频次/（次/d）	最大剂量	给药时间	给药途径
复方阿嗪米特肠溶片	1～2片/次	3	6片/d	餐后服用	口服
多潘立酮	10mg/次	3	40mg/d	餐前15～30min服用	口服
莫沙必利	5mg/次	3	15mg/d	餐前或餐后口服	口服
伊托必利	50mg/次	3	150mg/d	餐前口服	口服
乳果糖	10～25ml/次	1	30ml/d	宜在早餐时一次服用	口服
聚乙二醇4000散	1袋/次	1～2	2袋/d	每袋内容物溶于一杯水（至少50ml）中后服用	口服
蒙脱石散	1袋（3g）/次	3	3袋（9g）/d	倒入半杯温开水（约50ml）中混匀快速服完	口服
口服补液盐	13.95g（1袋）/次	随时	6袋/d	将1袋溶于500ml温水中，一般每日服用3 000ml，直至腹泻停止	口服
双歧杆菌四联活菌	3片（1.5g）/次	3	9片（4.5g）/d，重症可加倍服用或遵医嘱	餐后用温开水或温牛奶送服	口服
双歧杆菌三联活菌	2～4粒/次	2	8粒/d，重症加倍	餐后半小时用温水送服	口服
枯草杆菌二联活菌	1～2粒/次	2～3	6粒/d	无要求	口服
地衣芽孢杆菌	0.5g/次	3	1.5g/d	首次加倍	口服

续表

药物名称	常规剂量	给药频次/（次/d）	最大剂量	给药时间	给药途径
氢氧化铝	2～4片/次	3	12片/d	餐前半小时或胃痛发作时嚼碎后服	口服
铝碳酸镁	1～2片/次	3～4	8片/d	嚼服	口服
乳酸菌素	3～6片/次	3	18片/d	嚼服	口服
乳酶生	0.5～1.5g/次	3	4.5g/d	餐前服	口服
食母生	3～6片/次	3	18片/d	餐后嚼碎后服	口服

四、消化系统常见疾病治疗药物处方审核要点

（一）PPI

1. PPI的抑酸作用强大而持久，故用药期间不宜再使用其他抗酸药或抑酸药。抗酸药（硫糖铝、氢氧化铝、氧化镁、碳酸氢钠）需要在酸性条件下发挥作用，与PPI具有药效拮抗作用。

2. PPI与其他药物合用时可能对药物代谢产生影响。主要包括以下两个方面。

（1）抑酸，影响药物的吸收：可减少左甲状腺素、伊曲康唑、阿扎那韦等吸收，增加硝苯地平、地高辛、阿仑膦酸钠等吸收。

（2）抑制CYP450酶活性，影响药物的代谢：例如苯妥英钠、华法林、卡马西平、他汀类、氯吡格雷等。

3. 奥美拉唑和雷贝拉唑禁止与阿扎那韦合用；艾司奥美拉唑禁止与奈非那韦合用，不推荐与阿扎那韦、沙奎那韦合用；兰索拉唑禁止合用人类免疫缺陷病毒（HIV）蛋白酶抑制剂（如阿扎那韦、奈非那韦）；泮托拉唑禁止用于中、重度肝、肾功

能障碍患者。

4. PPI 的使用剂量要根据疾病的不同而确定。如 PU 使用标准剂量，每日 1 次，口服；胃食管反流为标准剂量或双倍剂量，每日 1 次或 2 次，口服；上消化道出血为双倍剂量，每日 2 次，静脉滴注等。

（二）抗酸药

复方氢氧化铝禁用于阑尾炎、急腹症患者；铝碳酸镁片禁用于严重肾功能不全者（肌酐清除率<30ml/min）、低磷血症患者。

复方氢氧化铝和铝碳酸镁与强心苷类、四环素类、氧氟沙星、环丙沙星等喹诺酮类联合可降低这些药物的吸收，影响疗效；食用酸性食物（如葡萄酒、果汁等）时，铝的吸收可能会增加；铝剂可减少脂溶性维生素的吸收，特别是维生素 A。

（三）H_2 受体抑制剂

1. 西咪替丁禁用于孕妇及哺乳期妇女。不提倡与氢氧化铝、氧化镁等抗酸药同用。与硝西泮、地西泮、茶碱、普萘洛尔、苯妥英钠、阿司匹林等同用时均可使这些药物的血药浓度升高，作用增强，出现不良反应，甚至是毒性反应，不宜与这些药物同用。与氨基糖苷类抗生素如庆大霉素等同用时可能导致呼吸抑制或呼吸停止。禁忌与多非利特合用，可引起尖端扭转型室性心动过速。

2. 法莫替丁禁用于严重肾功能不全、哺乳期妇女、孕妇。

3. 雷尼替丁禁用于孕妇、哺乳期妇女、8 岁以下儿童。

（四）胃黏膜保护剂

1. 胶体果胶铋禁用于肾功能不全者及孕妇，哺乳期妇女用药期间应暂停哺乳。服药期间不得服用其他铋制剂；不宜与制酸药、牛奶和 H_2 受体拮抗剂同时服用，否则会降低药效。

2. 枸橼酸铋钾禁用于严重肾病患者及孕妇。服药期间不得服用其他铋制剂。

（五）消化酶制剂

1. 胰酶肠溶胶囊宜在进食时服用，不宜与酸性药物同服。对猪源性胰酶制剂过敏者禁用。在急性胰腺炎早期不应使用。

2. 复方消化酶胶囊在餐后口服，铝制剂可影响复方消化酶的疗效。急性肝炎患者及胆道完全闭锁患者禁用。

3. 米曲菌胰酶片在餐中或餐后服用。禁用于急性胰腺炎、慢性胰腺炎活动期急性发作患者、果糖或乳糖不耐受患者、孕妇及哺乳期妇女、12 岁以下儿童。

4. 复方阿嗪米特在餐后口服。禁用于肝功能障碍患者、因胆石症引起胆绞痛的患者、胆管阻塞患者、急性肝炎患者。

（六）促胃肠动力药

多潘立酮禁用于机械性消化道梗阻、消化道出血或穿孔、催乳素瘤、嗜铬细胞瘤、乳腺癌、中至重度肝功能不全患者。禁止与红霉素或其他可能会延长 Q-Tc 间期的强效 CYP3A4 酶抑制剂（氟康唑、伏立康唑、克拉霉素、胺碘酮、伊曲康唑等）合用。

（七）泻药与止泻药

1. 乳果糖禁用于对乳糖过敏者，半乳糖血症、肠梗阻、急腹痛患者及与其他导泻药同时使用。

2. 聚乙二醇禁用于严重炎性肠病（溃疡性结肠炎、克罗恩病）或中毒性巨结肠、消化道穿孔或有消化道穿孔风险、肠梗阻或疑似肠梗阻或症状性狭窄、不明原因的腹痛症状患者。

3. 口服补液盐禁用于少尿或无尿、严重腹泻或呕吐、葡萄糖吸收障碍、肠梗阻、肠麻痹及肠穿孔患者。

（八）微生态药物

1. 双歧杆菌四联活菌、双歧杆菌三联活菌、枯草杆菌二联活菌、地衣芽孢杆菌、乳酶生均为活菌制剂，不宜与抗菌药物同服。

2. 铋剂、鞣酸、药用炭等能吸附乳酸菌素，不宜合用。

（王海莲、闫素英撰写，姜微哲、杜小莉、《共识》专家组审阅）

参 考 文 献

[1] 陈新谦,金有豫,汤光. 陈新谦新编药物学. 18 版. 北京:人民卫生出版社,2018.

[2] 中华消化杂志编委会. 消化性溃疡诊断与治疗规范(2016 年,西安). 中华消化杂志,2016,36(8):508-513.

[3] 中华医学会消化病学分会. 2020 年中国胃食管反流病专家共识. 中华消化杂志,2020,40(10):649-663.

[4] 中华医学会消化病学分会幽门螺杆菌和消化性溃疡学组,全国幽门螺杆菌研究协作组. 第五次全国幽门螺杆菌感染处理共识报告. 胃肠病学,2017,22(6):346-360.

[5] 中华医学会消化病学分会胃肠动力学组,中华医学会消化病学分会胃肠功能性疾病协作组. 中国功能性消化不良专家共识意见(2015 年,上海). 中华消化杂志,2016,36(4):217-229.

[6] 中华医学会消化病学分会胃肠动力学组,中华医学会消化病学分会功能性胃肠病协作组. 中国慢性便秘专家共识意见(2019,广州). 中华消化杂志,2019,39(9):577-598.

[7] 中华医学会消化病学分会,中国慢性胃炎共识意见(2017 年,上海). 中华消化杂志,2017,37(11):721-738.

[8] 中国医师协会急诊医师分会. 急性上消化道出血急诊诊治流程专家共识. 中国急救医学,2015,35(10):865-873.

[9] 中华人民共和国国家卫生健康委员会. 质子泵抑制剂临床应用指导原则(2020 年版). 中国实用乡村医生杂志,2021,28(1):1-9.

第八章

骨质疏松症治疗药物处方
审核要点专家共识

一、骨质疏松症药物治疗概述

骨质疏松症（osteoporosis，OP）是最常见的骨骼疾病，是一种以骨量低，骨组织微结构损坏，导致骨脆性增加，易发生骨折为特征的全身性骨病。骨质疏松症分为原发性和继发性两大类。原发性又分为绝经妇女骨质疏松症（Ⅰ型，一般发生在女性绝经后 5～10 年）、老年性骨质疏松症（Ⅱ型，一般指 70 岁以后发生的骨质疏松症）和特发性骨质疏松症（主要发生在青少年，病因未明）。继发性骨质疏松症指由任何影响骨代谢的疾病和 / 或药物及其他明确病因导致的骨质疏松症。本章所述的处方审核要点主要围绕原发性骨质疏松症治疗药物展开。

骨质疏松症的主要防治目标包括改善骨骼生长发育，促进成年期达到理想的峰值骨量；维持骨量和骨质量，预防增龄性骨丢失；避免跌倒和骨折。男性骨质疏松症除了不使用雌激素和选择性雌激素受体调节剂之外，治疗方法与女性相同。双膦酸盐可作为糖皮质激素诱发的骨质疏松症患者的一线治疗药物，当无法口服双膦酸盐时，国外指南列出了其他药物的优先顺序，如静脉双膦酸盐、特立帕肽、雷洛昔芬和地舒单抗等。

二、骨质疏松症治疗药物分类与特点

抗骨质疏松药按作用机制，主要可分为骨健康基本补充剂、骨吸收抑制剂、骨形成促进剂及传统中药。骨健康基本补充剂主要有钙剂和维生素 D。骨吸收抑制剂主要是双膦酸盐、雌激素及其受体调节剂、降钙素、NF-κB 受体激活蛋白配体（RANKL）抑制剂。甲状旁腺激素类似物为骨形成促进剂。锶盐类药物和维生素 K_2 兼具抗骨吸收和促骨形成的作用。

临床上，双膦酸盐是应用最广泛、最有效的骨吸收抑制剂之一，具有增加骨密度、降低骨折发生率的确切疗效。不同的双膦酸盐在结构和药物代谢动力学上存在差异，抑制骨吸收的效力差别很大，因此临床上使用剂量及用法也有所不同。双膦酸盐治疗绝经妇女骨质疏松症、糖皮质激素诱发的骨质疏松症、男性骨质疏松症均显示出良好的疗效及安全性。甲状旁腺激素类似物能刺激成骨细胞活性，促进骨形成，增加骨密度，改善骨质量，降低椎体和非椎体骨折的发生风险。NMPA 批准其用于有骨折高风险的绝经妇女骨质疏松症的治疗，国外还批准用于男性骨质疏松症和糖皮质激素诱发的骨质疏松症的治疗。

骨质疏松症治疗药物的分类与特点见表 8-1。

表 8-1　骨质疏松症治疗药物的分类与特点

药物分类	作用特点
钙剂	钙是骨形成的原料，是保证抗骨质疏松药充分发挥疗效的前提
维生素 D、活性维生素 D 及其类似物	充足的维生素 D 可增加肠钙吸收、促进骨骼矿化、保持肌力、改善平衡能力和降低跌倒风险。普通维生素 D 作为骨健康基本补充剂用于骨质疏松症的防治。活性维生素 D 及其类似物因不需要肾脏 1α- 羟化酶羟化就有活性，更适用于老年人、肾功能减退以及 1α- 羟化酶缺乏或减少患者，属于骨质疏松症的治疗药物

药物分类	作用特点
双膦酸盐	双膦酸盐与骨骼羟磷灰石的亲和力高,能够特异性地结合到骨重建活跃的骨表面,抑制破骨细胞功能,从而抑制骨吸收
降钙素	是一种钙调节激素,能抑制破骨细胞的生物活性、减少破骨细胞数量,减少骨量丢失并增加骨量。可用于骨质溶解、骨质减少引起的骨痛
选择性雌激素受体调节剂	与雌激素受体结合后,在不同靶组织导致受体的空间构象发生不同改变,从而在不同组织发挥类似或拮抗雌激素的不同生物效应。可抑制骨吸收,增加骨密度,降低椎体骨折的发生风险
雌孕激素	能抑制骨转换,减少骨丢失。降低骨质疏松性椎体、非椎体及髋部骨折的发生风险,可用于防治绝经妇女骨质疏松症
甲状旁腺激素类似物	能刺激成骨细胞活性,促进骨形成,增加骨密度,改善骨质量,降低椎体和非椎体骨折的发生风险
锶盐	是人体必需的微量元素之一,同时作用于成骨细胞和破骨细胞,具有抑制骨吸收和促进骨形成的双重作用,可降低椎体和非椎体骨折的发生风险
维生素 K 类	四烯甲萘醌是维生素 K_2 的一种同型物,是 γ- 羧化酶的辅酶,是骨钙素发挥正常生理功能所必需的物质,具有提高骨量的作用
RANKL 抑制剂	是一种 NF-κB 受体激活蛋白配体(RANKL)抑制剂,为特异性 RANKL 的完全人源化单克隆抗体,能够抑制 RANKL 与其受体 RANK 结合,减少破骨细胞形成、功能和存活,从而降低骨吸收、增加骨量、改善皮质骨或松质骨的强度

三、骨质疏松症治疗药物常规用法用量

(一)骨健康基本补充剂

1. 维生素 D 制剂　　维生素 D 制剂的成人推荐剂量为

400IU/d，65 岁及 65 岁以上的推荐剂量为 600IU/d。治疗骨质疏松症时的剂量为 800～1 200IU/d。可耐受最高摄入量为 2 000IU/d。建议应酌情测定血清 25- 羟基维生素 D 浓度。国际骨质疏松基金会建议，老年人的血清 25- 羟基维生素 D≥30ng/ml（75nmol/L）。

2. 钙制剂　钙制剂品种较多，单方制剂有碳酸钙、葡萄糖酸钙、枸橼酸钙等，复方制剂有碳酸钙 D_3、维 D 钙等，剂型有片剂、胶囊剂、咀嚼片、口服溶液剂等，不同钙制剂的含量差别较大。《中国居民膳食营养素参考摄入量（2013 版）》建议，成人的每日钙推荐摄入量为 800mg（元素钙），50 岁及 50 岁以上人群的每日钙推荐摄入量为 1 000～1 200mg。尽可能通过饮食摄入充足的钙，饮食中的钙摄入不足时可给予钙剂补充。营养调查显示我国居民每日膳食约摄入元素钙 400mg，故尚需补充元素钙 500～600mg/d。钙剂选择需考虑其钙元素含量、安全性和有效性。

（二）骨吸收抑制剂和骨形成促进剂

骨吸收抑制剂和骨形成促进剂的常规用法用量见表 8-2。

表 8-2　骨吸收抑制剂和骨形成促进剂的常规用法用量

药物名称	适应证	规格	给药方案
阿仑膦酸钠	绝经妇女骨质疏松症；男性骨质疏松症（有些国家还批准用于糖皮质激素诱发的骨质疏松症）	10mg/ 片、70mg/ 片	口服。10mg，每日 1 次；70mg，每周 1 次
唑来膦酸	绝经妇女骨质疏松症；男性骨质疏松症（有些国家还批准用于糖皮质激素诱发的骨质疏松症）	5mg/ 支	静脉滴注。5mg，每年 1 次

续表

药物名称	适应证	规格	给药方案
利塞膦酸钠	绝经妇女骨质疏松症；糖皮质激素诱发的骨质疏松症（有些国家还批准用于男性骨质疏松症）	5mg/片、35mg/片	口服。5mg，每日1次；35mg，每周1次
伊班膦酸钠	绝经妇女骨质疏松症	1mg/支	静脉滴注。2mg，每3个月1次
依替膦酸二钠	绝经妇女骨质疏松症和增龄性骨质疏松症	0.2g/片、0.2g/粒	口服。0.2g/次，每日2次
氯膦酸二钠	各种类型的骨质疏松症	0.2g/粒	口服。0.4~0.8g/次，每日1~2次
依降钙素	骨质疏松症和骨质疏松症引起的疼痛等	10U/支、20U/支	肌内注射。10U，每周2次；20U，每周1次
鲑降钙素	预防因突然制动引起的急性骨丢失和由于骨质溶解、骨质减少引起的骨痛，其他药物治疗无效的骨质疏松症等	鼻喷剂：4400U/瓶 注射剂：50U/支	喷鼻。200U，每日或隔日1喷 皮下注射或肌内注射。50U或100U，每日1次
雷洛昔芬	预防和治疗绝经妇女骨质疏松症	60mg/片	口服。60mg，每日1次
特立帕肽	高骨折风险的绝经妇女骨质疏松症	20μg：80μl，2.4ml/支	皮下注射。20μg，每日1次
雷奈酸锶	绝经妇女骨质疏松症	干混悬剂：2g/袋	口服。2g，每日1次
阿法骨化醇	骨质疏松症	0.25μg/粒、0.5μg/粒、1μg/粒	口服。0.25~1.0μg，每日1次
骨化三醇	绝经后及老年性骨质疏松症	0.25μg/粒、0.5μg/粒	口服。0.25μg，每日1次或2次；0.5μg，每日1次
四烯甲萘醌	提高骨质疏松症患者的骨量	15mg/粒	口服。15mg，每日3次
地舒单抗	骨折高风险的绝经妇女骨质疏松症	60mg/支	皮下注射。60mg，每6个月1次

四、骨质疏松症治疗药物处方审核要点

（一）骨健康基本补充剂

1. 钙剂

（1）禁忌证：高钙血症、高尿酸血症及过敏者禁用。

（2）注意事项：心、肾功能不全者慎用；肾结石患者应在医师指导下使用。

（3）药物相互作用：本品不宜与洋地黄类药物合用；与苯妥英类及四环素类同用，两者的吸收减少；维生素 D、避孕药、雌激素能增加钙的吸收；与噻嗪类利尿药合用时，因增加肾小管对钙的重吸收而易发生高钙血症；与含钾药物合用时应注意心律失常。

2. 维生素 D

（1）禁忌证：高钙血症。

（2）注意事项：治疗期间应注意监测血钙和尿钙，特别是同时补充钙剂者；肾结石患者慎用。

（3）药物相互作用：含镁的抗酸制剂与维生素 D 同用可引起高镁血症；巴比妥、苯妥英钠、抗惊厥药等可降低维生素 D 的效应；降钙素与维生素 D 同用可抵消前者对高钙血症的疗效；大剂量钙剂或利尿药与常用剂量的维生素 D 并用时有发生高血钙的风险；考来烯胺、考来替泊、矿物油、硫糖铝等均能减少小肠对维生素 D 的吸收；洋地黄与维生素 D 同用时应谨慎，因维生素 D 可引起高钙血症，容易诱发心律不齐；含磷药物与维生素 D 同用可诱发高磷血症。

（二）骨吸收抑制剂和骨形成促进剂

1. 双膦酸盐类

（1）禁忌证：低钙血症，肌酐清除率<35ml/min 者；口服剂型如阿仑膦酸钠、利塞膦酸钠等禁用于导致食管排空延迟的食

管疾病如食管狭窄或弛缓不能，以及不能站立或坐直 30 分钟者。

（2）注意事项：老年患者或伴有轻至中度肾功能不全的患者（肌酐清除率 35～60ml/min）不需要调整剂量；严重维生素 D 缺乏者需注意补充足量的维生素 D；口服剂型与阿司匹林、非甾体抗炎药合用可能会增加上消化道不良事件发生；注射剂型不能和其他钙制剂或其他二价离子注射剂同时使用。

（3）特殊人群：孕妇、哺乳期妇女禁用。

（4）重点审核：口服剂型相同成分不同规格的给药频次差别很大，有的制剂每日 1 次、每周 1 次均有，注射剂型有每年 1 次的剂型；同时注意唑来膦酸注射剂治疗骨质疏松症的规格为 5mg，治疗恶性肿瘤溶骨性骨转移引起的疼痛的规格为 4mg。

2. 降钙素类

（1）禁忌证：对药物及其他成分过敏者。

（2）特殊人群：缺乏在孕妇中使用的经验，故孕妇不能使用本品；不推荐哺乳期妇女使用。老年患者用药及肝、肾功能不全患者无须调整剂量。

（3）重点审核：不同降钙素及规格的给药频次不同，有每日给药和每周给药。

3. 绝经激素治疗类药物　雌 / 孕激素。

禁忌证：雌激素依赖性肿瘤（乳腺癌、子宫内膜癌）、血栓性疾病、不明原因的阴道出血及活动性肝病和结缔组织病为绝对禁忌证；子宫肌瘤、子宫内膜异位症、有乳腺癌家族史、胆囊疾病和垂体泌乳素瘤属酌情慎用。

4. 选择性雌激素受体调节剂　雷洛昔芬。

（1）禁忌证：正在或既往患有静脉血栓栓塞性疾病者，包括深静脉血栓、肺栓塞和视网膜静脉血栓者；有血栓倾向者，如长期卧床和久坐者禁用。肝功能减退包括胆汁淤积，肌酐清除率 <35ml/min 者；难以解释的子宫出血者，以及有子宫内膜癌的症状和体征者；对雷洛昔芬或任何赋形剂成分过敏者。

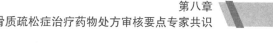

（2）注意事项：少数患者服药期间会出现潮热和下肢痉挛症状，潮热症状严重的围绝经期妇女暂时不宜用；雷洛昔芬不适用于男性骨质疏松症患者。

5. 甲状旁腺激素类似物

（1）禁忌证：畸形性骨炎、骨骼疾病放射治疗史、肿瘤骨转移及并发高钙血症者；肌酐清除率<35ml/min者；对本品过敏者。

（2）注意事项：少数患者注射特立帕肽后血钙浓度有一过性轻度升高，并在 16～24 小时内回到基线水平。用药期间应监测血钙水平，防止高钙血症的发生。治疗时间不超过 2 年。

（3）特殊人群：<18 岁的青少年和骨骺未闭合的青少年禁用。

6. 锶盐　雷奈酸锶。

（1）禁忌证：伴有已确诊的缺血性心脏病、外周血管病和 / 或脑血管病者，或伴有未控制的高血压者；肌酐清除率<30ml/min的重度肾损伤者。

（2）注意事项：与钙剂和抗酸药同服至少间隔 2 小时；口服四环素或者喹诺酮类药物时应停用雷奈酸锶。

（3）特殊人群：孕妇及哺乳期妇女禁止服用；儿童禁止服用；有严重肾病的患者慎重用药。

7. 活性维生素 D 及其类似物

（1）禁忌证：高钙血症、有维生素 D 中毒迹象的患者。

（2）注意事项：青年患者只限于青年特发性骨质疏松症及糖皮质激素诱发的骨质疏松症；与钙剂合用可能会引起血钙升高，应监测血钙；肾结石患者慎用；合用巴比妥类、抗惊厥药时需要较大活性的维生素 D 才能产生疗效，因此需要增加剂量；考来烯胺能降低维生素 D 在肠道的吸收。

（3）特殊人群：肝功能不全者使用阿法骨化醇可能会影响疗效，建议使用骨化三醇。孕妇因安全性尚未确定而不宜用，妊娠动物摄入过量维生素 D 可致胎仔畸形；如果哺乳期服用建议监测母亲及婴儿的血钙水平。

8.维生素 K 类　四烯甲萘醌。

（1）禁忌证：服用华法林的患者。

（2）特殊人群：孕妇、哺乳期妇女用药的安全性尚未确立；儿童用药的安全性尚未确立。

9.RANKL 抑制剂　地舒单抗。

（1）禁忌证：低钙血症、对活性成分或任何辅料成分过敏者。

（2）特殊人群：妊娠期和有生育能力且未进行避孕的女性禁用；哺乳期使用可能会对哺乳婴儿导致不良反应，需权衡停止哺乳或停用药品；儿童禁用。

（3）重点审核：规格和给药频次。地舒单抗治疗骨质疏松症的规格为 60mg；120mg 规格用于治疗骨巨细胞瘤，给药频次与治疗骨质疏松症也不同；给药途径为皮下注射。

（三）其他审核要点

对骨质疏松症患者临床常用药物联合治疗策略，药师审核处方时须关注药物的单次剂量、日总剂量、给药频次、给药途径、药物间相互作用及特殊人群用药等方面，对存在明确禁忌的处方拒绝调配，对非常规用法或超说明书用药及时与医师沟通。

（毛璐撰写，杜小莉、《共识》专家组审阅）

参 考 文 献

[1] 中华医学会骨质疏松和骨矿盐疾病分会. 原发性骨质疏松症诊疗指南（2017）. 中国骨质疏松杂志, 2019, 25（3）: 281-309.

[2] 广东省药学会. 广东省抗骨质疏松药物超药品说明书用法专家共识. 今日药学, 2019, 29（2）: 73-78.

[3] 陈佩玲. 2017 年美国风湿病协会糖皮质激素性骨质疏松症预防与治疗指南. 肾脏病与透析肾移植杂志, 2018, 27（2）: 161-167.

[4] 章振林, 夏维波, 汪纯, 等. 原发性骨质疏松症社区诊疗指导原则. 中华骨质疏松和骨矿盐疾病杂志, 2019, 12（1）: 1-10.

第九章

综合医院常用精神药物处方
审核要点专家共识

一、综合医院常见精神障碍药物治疗概述

综合医院患者存在躯体疾病同时伴发精神问题的"共病现象"。国内已有多项对于综合医院门诊患者的调查，2004—2010 年，不同研究者报道的不同地区门诊患者的精神障碍患病率范围在 16.77%～19.06%。国内的多中心、大样本调查显示，在综合医院就诊的患者中，焦虑障碍、抑郁障碍、焦虑和抑郁障碍共病的校正患病率分别为 8%、12% 和 4%，远高于一般人群的患病率。综合医院医师对焦虑、抑郁与躯体化症状的识别诊断率低，合理治疗率更低。

本章主要介绍焦虑和 / 或抑郁状态，以及失眠症的处方审核，关注特殊人群，以及合并躯体疾病时的用药。所述药物有的有多个适应证，本章主要关注其用于上述精神障碍或症状的用途。

二、综合医院常用精神药物分类及主要适应证

综合医院常用精神药物主要包括镇静催眠药和抗抑郁药，此外尚有抗精神病药以及中药制剂和植物药（表 9-1）。

表 9-1　综合医院常用精神药物分类及主要适应证

药物分类	常用品种	主要适应证
苯二氮䓬类药物	奥沙西泮、咪达唑仑、艾司唑仑、阿普唑仑、劳拉西泮、地西泮、硝西泮、氯硝西泮等	失眠症、焦虑症
非苯二氮䓬类药物	右佐匹克隆、佐匹克隆、唑吡坦、扎来普隆	失眠症
5-HT 选择性重摄取抑制剂（SSRI）	氟西汀、帕罗西汀、舍曲林、氟伏沙明、西酞普兰、艾司西酞普兰	抑郁症、焦虑症、强迫症、惊恐障碍及社交恐惧症
5-HT 和 NE 重摄取抑制剂（SNRI）	文拉法辛、度洛西汀等	抑郁症、焦虑症
NE 能及特异性 5-HT 能抗抑郁药（NaSSA）	米氮平	抑郁症
5-HT$_2$ 受体拮抗剂及 5-HT 重摄取抑制剂（SARI）	曲唑酮	各种类型的抑郁症和伴有抑郁症状的焦虑症，以及药物依赖者戒断后的情绪障碍
选择性 NE 重摄取抑制剂（NARI）	瑞波西汀	抑郁症
NE 和 DA 重摄取抑制剂（NDRI）	安非他酮	抑郁症
三环类抗抑郁药（TCA）	阿米替林、多塞平	抑郁症、焦虑症
四环类抗抑郁药	马普替林	抑郁症
单胺氧化酶抑制剂（MAOI）	吗氯贝胺	抑郁症
抗精神病药	奥氮平、阿立哌唑、喹硫平、利培酮等	精神分裂症

续表

药物分类	常用品种	主要适应证
其他	氟哌噻吨美利曲辛	轻、中度抑郁症和焦虑症
	圣·约翰草提取物	抑郁症、焦虑和 / 或烦躁不安
	舒肝解郁胶囊	轻、中度单相抑郁症属肝郁脾虚证者

注：表格中所列为国内上市药品。

英文全称：SSRI，serotonin-selective reuptake inhibitor；SNRI，serotonin-norepinephrine reuptake inhibitor；NaSSA，noradrenaline and specific serotonin antidepressant；SARI，serotonin receptor antagonist reuptake inhibitor；NARI，selective norepinephrine reuptake inhibitor；NDRI，norepinephrine and dopamine reuptake inhibitor；TCA，tricyclic antidepressant；MAOI，monoamine oxidase inhibitor.

三、综合医院常用精神药物常规用法用量

（一）镇静催眠药

镇静催眠药的常规用法用量见表9-2。

表 9-2　镇静催眠药的常规用法用量

药物名称	常规剂量/（mg/ 次）	给药频次 /（次 /d）	最大剂量 /（mg/d）	给药途径
奥沙西泮	抗焦虑：15～30 催眠：15	抗焦虑：3～4 催眠：1	抗焦虑：120 催眠：15	口服
咪达唑仑	7.5	1	15	口服
艾司唑仑	1～2	镇静：3 催眠：1	镇静：6 催眠：2	口服
阿普唑仑	抗焦虑：0.4 镇静催眠：0.4～0.8 抗惊恐：0.4	抗焦虑：3 镇静催眠：1 抗惊恐：3	抗焦虑：4 镇静催眠：0.8 抗惊恐：10	口服
劳拉西泮	抗焦虑：1 催眠：2～4	抗焦虑：2～3 催眠：1	抗焦虑：10 催眠：4	口服

续表

药物名称	常规剂量/（mg/次）	给药频次/（次/d）	最大剂量/（mg/d）	给药途径
地西泮	抗焦虑：2.5～10 催眠：5～10	抗焦虑：2～4 催眠：1	抗焦虑：40 催眠：10	口服
硝西泮	5～10	1	10	口服
氯硝西泮	0.5	3	20	口服

（二）抗抑郁药

抗抑郁药的常规用法用量见表9-3。

表9-3　抗抑郁药的常规用法用量

药物名称	常规剂量/（mg/次）	常规频次/（次/d）	最大剂量/（mg/d）	给药时间	给药途径
氟西汀	20	1	60	早	口服
帕罗西汀	20	1	60	早餐时	口服
舍曲林	50	1	200	早或晚	口服
氟伏沙明	50～100	1[a]	300	晚	口服
西酞普兰	20[b]	1	40[b]	早或晚	口服
艾司西酞普兰	10[b,c]	1	20[b]	早或晚	口服
文拉法辛	25～75	2～3	225	早、晚	口服
度洛西汀	20～30	2	120	早、晚	口服
	60	1	120	早或晚	口服
米氮平	15～45	1	45	晚	口服
曲唑酮	50～75	2～3	400	早、晚	口服
瑞波西汀	4	3	12	早、中、晚	口服
安非他酮	75～150	1～3	450	早、中、晚	口服
阿米替林	25～50	2～3	300	早、晚	口服
多塞平	25～75	2～3	300	早、晚	口服
氟哌噻吨美利曲辛	0.5/10	2	1/20	早、中	口服
圣·约翰草提取物	0.3	2～3	0.9	早、晚	口服
舒肝解郁胶囊	2粒/次	2	4粒/d	早、晚	口服

注：[a] 总剂量>100mg时分2次给药；[b] >65岁老年人的剂量减半；[c] 惊恐障碍的起始剂量为5mg。

（三）抗精神病药

抗精神病药在综合医院中的应用常涉及超说明书用药,包括治疗抑郁及阿尔茨海默病患者出现的躁动、幻听、幻视等精神病性症状,或联合使用于难治性抑郁症、强迫症、创伤后应激障碍、焦虑症等的治疗。此外,抗精神病药也用于一些非精神病性神经系统疾病,如图雷特综合征、亨廷顿病、孤独症,以及作为镇吐药用于多巴胺(dopamine,DA)受体激动剂导致的恶心和呕吐。一般选用第二代抗精神病药,如奥氮平、阿立哌唑、喹硫平与利培酮等。综合医院应对医院内的抗精神病药的使用进行调研,了解其使用原因、用法用量等,根据目前相关专业指南建立本院共识,对这些药物的使用进行规范,使药师处方审核有据可依。

四、综合医院常用精神药物处方审核要点

（一）苯二氮䓬类药物

1. **禁忌证** 闭角型青光眼、睡眠呼吸暂停、重症肌无力或过敏患者禁用。

2. **特殊人群**

（1）儿童:对本类药物的中枢抑制作用较敏感。不同品种儿童用药的年龄限制存在差异,需根据具体药品和适应证进行审核。

（2）老年人:对本类药物的中枢抑制作用较敏感。

（3）妊娠期及哺乳期女性:孕妇禁用;可分泌到乳汁中,哺乳期妇女慎用。

3. **药物相互作用** 与其他中枢抑制剂联用可增加呼吸抑制作用。

4. **重复用药** 不建议两种苯二氮䓬类药物联合使用。如必须合用,须用于不同的治疗目的,如焦虑、失眠等。

5. **超说明书用药** 急性躁狂、激越状态、酒精戒断以及静

坐不能等。

（二）非苯二氮䓬类药物

1. 禁忌证　禁用于对本品过敏者、失代偿的呼吸功能不全患者、重症肌无力患者、重症睡眠呼吸暂停综合征患者。

2. 特殊人群

（1）肾功能不全者：严重肾功能不全者禁用扎来普隆。

（2）肝功能不全者：严重肝功能不全者禁用。

（3）儿童：由于缺乏相应的临床研究资料，一般不应用于6岁以下的患者。

（4）老年人：老年人及肝、肾功能不全患者由于清除率低、半衰期延长，应减少药物剂量。

（5）妊娠期及哺乳期女性：孕妇和哺乳期妇女慎用。

3. 药物相互作用　与其他中枢抑制剂合用可增加呼吸抑制作用。

4. 重复用药　不建议两种非苯二氮䓬类药物联合使用。

（三）5-HT选择性重摄取抑制剂（SSRI）

1. 禁忌证　对药物成分过敏者。

2. 特殊人群

（1）肾功能不全者：SSRI的代谢物大部分经肾排泄，肾功能不全患者慎用。

（2）肝功能不全者：SSRI均通过肝药酶代谢，肝硬化时所有SSRI的半衰期几乎都延长1倍，故应减少剂量和给药次数。

（3）儿童：国内一般不推荐用于18岁以下的患者；国外一般不推荐用于6岁以下的患者；儿童应用此类药物应由精神科专科医师处方。

（4）老年人：除舍曲林外，均应减少剂量。

（5）妊娠期及哺乳期女性：孕妇和哺乳期妇女慎用。

3. 药物相互作用

（1）SSRI合并MAOI（如司来吉兰和利奈唑胺等），以及近

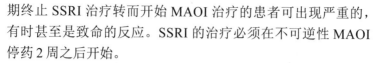

期终止 SSRI 治疗转而开始 MAOI 治疗的患者可出现严重的，有时甚至是致命的反应。SSRI 的治疗必须在不可逆性 MAOI 停药 2 周之后开始。

（2）服用 SSRI 的患者，尤其是合用口服抗凝血药、已知影响血小板功能的药物（例如第二代抗精神病药如氯氮平、吩噻嗪类、大多数三环类抗抑郁药、阿司匹林、非甾体抗炎药）或其他增加出血可能性的药物的患者，以及既往有出血史的患者应加强监控。

（3）SSRI 和含有圣•约翰草（金丝桃素，贯叶连翘，*Hypericum perforatum*）的制剂合用时可能会增加 5-HT 能效应，导致 5-HT 综合征。

（4）SSRI 治疗时，尤其是合用其他 5-HT 能药物（包括 L-色氨酸）和 / 或抗精神病药时，极少情况下会出现 5-HT 综合征或类似于神经阻滞剂恶性综合征。

（5）帕罗西汀和氟伏沙明是 CYP2D6 酶抑制剂，可使经 CYP2D6 代谢的药物的血药浓度升高，合用时需注意监测。

（四）5-HT 和 NE 重摄取抑制剂（SNRI）

1. 禁忌证　未经控制的闭角型青光眼患者应避免使用度洛西汀。

2. 特殊人群

（1）肾功能不全者：度洛西汀通常避免用于存在肾功能严重受损（肌酐清除率 <30ml/min）、终末期肾病患者；文拉法辛用于肾功能不全（肾小球滤过率 10～70ml/min）者的日总剂量须减少 25%～50%；应根据药物清除率个体化用药。

（2）肝功能不全者：度洛西汀通常避免用于肝功能受损患者；文拉法辛用于轻至中度肝功能不全者的日总剂量须减少 50%，某些患者甚至有必要减量 50% 以上。

（3）儿童：同 SSRI 类。

（4）妊娠期及哺乳期女性：孕妇和哺乳期妇女慎用。

3. 药物相互作用

（1）SNRI 合用 MAOI（如司来吉兰和利奈唑胺等），以及近期终止 SNRI 治疗转而开始 MAOI 治疗的患者可出现严重的，有时甚至是致命的反应。SNRI 的治疗必须在不可逆性 MAOI 停药 2 周之后开始。

（2）服用 SNRI 的患者，尤其是合用口服抗凝血药、已知影响血小板功能的药物（例如第二代抗精神病药如氯氮平、吩噻嗪类、大多数三环类抗抑郁药、阿司匹林等非甾体抗炎药）或其他增加出血可能性的药物的患者，以及既往有出血史的患者应加强监控。

（3）SNRI 和包括圣·约翰草的制剂合用时可能会增加 5-HT 能效应，导致 5-HT 综合征。

（4）SNRI 治疗时，尤其是合用其他 5-HT 能药物（包括 L-色氨酸）和/或抗精神病药时，极少情况下会出现 5-HT 综合征或类似于神经阻滞剂恶性综合征。

（五）NE 能及特异性 5-HT 能抗抑郁药（NaSSA）——米氮平

1. 特殊人群

（1）肾功能不全者：中至重度肾损伤（肌酐清除率 < 40ml/min）患者对米氮平的清除率下降，应按需求与耐受性缓慢增加剂量。

（2）肝功能不全者：肝损伤患者对米氮平的清除率下降，特别是重度肝损伤患者，应按需求与耐受性缓慢增加剂量。

（3）儿童：用于儿童应由精神科专科医师处方。

（4）老年人：应低于成人剂量。

（5）妊娠期及哺乳期女性：孕妇和哺乳期妇女慎用。

2. 药物相互作用

（1）米氮平不应与 MAOI 合用或者在停用 MAOI 治疗的 2 周内使用；反之，接受米氮平治疗的患者如果需要使用 MAOI 治疗，应间隔约 2 周。

（2）米氮平与其他 5-HT 能活性物质，如 L- 色氨酸、曲坦

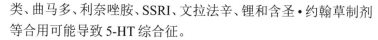

类、曲马多、利奈唑胺、SSRI、文拉法辛、锂和含圣·约翰草制剂等合用可能导致 5-HT 综合征。

（3）米氮平可能加重苯二氮䓬类和其他镇静药（特别是大多数抗精神病药、组胺 H_1 受体拮抗剂、阿片类）的镇静作用。

3．超说明书用药　根据《中国成人失眠诊断与治疗指南（2017 版）》，小剂量米氮平（3.75～15mg/d）能缓解失眠症状，适合睡眠表浅和早醒的失眠患者。

（六）5-HT₂ 受体拮抗剂及 5-HT 重摄取抑制剂（SARI）——曲唑酮

1．禁忌证　肝功能严重受损、严重心脏疾病或心律失常者禁用；意识障碍者禁用。

2．特殊人群

（1）肾功能不全者：代谢物大部分经肾排泄，肾功能不全时须减量或慎用。

（2）肝功能不全者：肝功能严重受损者禁用。

（3）儿童：未被批准用于儿童。处方时应详细与儿童、青少年患者和 / 或其父母讨论治疗的利弊，如需用药应降低剂量，并密切监测。

（4）老年人：对曲唑酮的清除减慢，应斟酌其潜在的不良作用，相应降低剂量。

（5）妊娠期及哺乳期女性：孕妇和哺乳期妇女需权衡利弊使用。

3．药物相互作用　同时合用地高辛或苯妥英钠，可使地高辛或苯妥英钠的血浆浓度水平升高；可能会加强中枢神经抑制剂的作用；在 MAOI 刚停药后就服用本品或与其同时服用时，曲唑酮应从低剂量开始，直到产生临床疗效；与抗高血压药合用需监测血压，警惕低血压。

4．超说明书用药　根据《中国成人失眠诊断与治疗指南（2017 版）》，小剂量曲唑酮（25～150mg/d）具有镇静催眠效果，可改善入睡困难,增强睡眠连续性,可以用于治疗失眠和催眠药停药后的失眠反弹。

(七)选择性 NE 重摄取抑制剂(NARI)——瑞波西汀

1.禁忌证　有惊厥史者,如癫痫患者;眼内压升高(青光眼)患者;前列腺增生引起的排尿困难者;血压过低(低血压)或正在服用抗高血压药的患者;心脏病患者,如近期发生心血管意外事件的患者;曾有过躁狂发作的患者。

2.特殊人群

(1)肾功能不全者:禁用。

(2)肝功能不全者:禁用。

(3)儿童:禁用于 18 岁以下的儿童和青少年。

(4)老年人:目前暂不推荐用于老年患者。

(5)妊娠期及哺乳期女性:孕妇和哺乳期妇女禁用。

3.药物相互作用　本品主要经 CYP3A4 同工酶代谢,能抑制 CYP3A4 活性的药物如抗真菌药氟康唑可能增加本品的血药浓度。

(八)NE 和 DA 重摄取抑制剂(NDRI)——安非他酮

1.禁忌证　有癫痫病史者;贪食症或厌食症患者;对安非他酮过敏者突然戒酒或者停用镇静药的患者。

2.特殊人群

(1)肾功能不全者:肾损伤患者应慎用安非他酮,要减少用药次数和 / 或药量。

(2)肝功能不全者:肝损伤患者慎用。重度肝硬化患者应用安非他酮时应极其谨慎,要减少药量和用药次数,这部分患者服用本品时的最大剂量不超过 75mg,每日服用 1 次。轻至中度肝硬化患者也需减少用药次数和 / 或药量。

(3)儿童:18 岁以下不宜使用。

(4)老年人:慎用。

(5)妊娠期及哺乳期女性:孕妇和哺乳期妇女慎用。

3．药物相互作用

（1）不能与 MAOI 合并应用。MAOI 与本品的服用间隔至少应该为 14 天。

（2）安非他酮与其他由 CYP2D6 酶代谢的药物合用时应当慎重，包括某些抗抑郁药（如丙米嗪、帕罗西汀、氟西汀、舍曲林）、抗精神病药（如氟哌啶醇、利培酮）、β 受体拮抗剂（如美托洛尔）、Ⅰc 类抗心律失常药（如普罗帕酮），同时在合并治疗开始时应当使用最小剂量。正在使用 CYP2D6 酶代谢的药物治疗的患者服用安非他酮时应当考虑减少原来药物的剂量，特别是那些治疗指数窄的药物。

（3）临床资料表明同时使用安非他酮和左旋多巴后，副作用的发生率可能升高。服用左旋多巴的患者同时服用本品时应谨慎，从最小剂量开始使用，然后逐渐加量。

（4）本品与降低癫痫发作阈值的药物（如抗精神病药、抗抑郁药、茶碱、全身性类固醇等）或者疗法（如突然中断苯二氮䓬类药物）合用时应极其小心。

（九）三环类抗抑郁药（TCA）

1．禁忌证　严重心血管疾病，特别是曾经出现心肌梗死者禁用；也禁用于肝损伤严重、癫痫、急性青光眼、肠麻痹、尿潴留、前列腺肥大者等。

2．特殊人群

（1）肾功能不全者：慎用。

（2）肝功能不全者：慎用。

（3）儿童：阿米替林对于 6 岁以下儿童禁用，6 岁以上儿童酌情减量；儿童慎用多塞平。

（4）老年人：视病情酌减用量。

（5）妊娠期及哺乳期女性：孕妇慎用；哺乳期妇女使用期间应停止哺乳。

3．药物相互作用　与 MAOI 合用可发生高血压，禁忌合用;与氟西汀或氟伏沙明合用时血浆浓度大幅增加,出现惊厥,不良反应增加;与阿托品类合用时不良反应增加。

4.超说明书用药 根据 2020 年《周围神经病理性疼痛诊疗中国专家共识》,三环类抗抑郁药为疱疹后神经痛及痛性糖尿病周围神经病变的一线治疗药物之一。

(十)四环类抗抑郁药——马普替林

1.禁忌证 对三环类抗抑郁药过敏者;已知或疑有癫痫、低惊厥阈者(如各种原因导致的脑损伤、酒精中毒);心肌梗死急性发作或心脏传导异常者;严重肝、肾功能不全者;闭角型青光眼和尿潴留(例如由前列腺疾病所引起)患者;由乙醇、催眠药、镇痛药或治疗精神病的药物所致的急性中毒患者。

2.特殊人群

(1)肾功能不全者:慎用。

(2)肝功能不全者:慎用。

(3)儿童:6 岁以下儿童禁用,6 岁以上儿童酌情减量。用于儿童应由精神科医师处方。

(4)老年人:从小剂量开始,视病情酌减用量。

(5)孕妇:除非收益明显大于给胎儿带来的风险,否则妊娠期间不可使用。

3.药物相互作用 与 MAOI 合用可发生高血压,禁止合用;与氟西汀或氟伏沙明合用时血浆浓度大幅增加,出现惊厥,不良反应增加;与阿托品类合用时不良反应增加。

(十一)抗精神病药

1.禁忌证 奥氮平禁用于已知有闭角型青光眼风险的患者。

2.注意事项 可能加重糖尿病患者的病情,甚至诱发酮症酸中毒;剂量偏高时会引起抗胆碱和低血压反应;可引起锥体外系症状、体重增加、高血糖和高催乳素血症及性功能障碍;第二代抗精神病药长期应用可能增加心血管疾病风险;不推荐用于帕金森病及与多巴胺受体激动剂相关的精神病。

3．特殊人群

（1）肾功能不全者：使用奥氮平需考虑使用较低的起始剂量（5mg）；阿立哌唑不需调整剂量；对肾损伤患者，喹硫平的起始剂量应为每日25mg，随后每日以25～50mg的幅度增至有效剂量；利培酮用于肾病患者时，起始剂量及维持剂量均应减半。

（2）肝功能不全者：中度肝功能不全（肝硬化、Child-Pugh A级或B级）患者使用奥氮平的起始剂量为5mg，并应慎重加量。阿立哌唑不需调整剂量。喹硫平在肝脏中代谢广泛，因此应慎用于肝损伤患者；对肝损伤患者，喹硫平的起始剂量应为每日25mg，随后每日以25～50mg的幅度增至有效剂量。利培酮用于肝病患者，起始剂量及维持剂量均应减半。

（3）儿童：应由精神科专科医师开具处方。

（4）老年人：慎用，应使用较低的起始剂量和维持剂量，缓慢调整剂量。

（5）妊娠期及哺乳期女性：只有当可能的获益大于对胎儿的潜在危险时才能在妊娠期使用；哺乳期患者服用建议停止哺乳。

4．药物相互作用

（1）与其他作用于中枢神经系统的药物、可导致电解质失衡或Q-Tc间期延长的药物以及含乙醇的饮料合用时应当谨慎。

（2）可拮抗左旋多巴及其他多巴胺受体激动剂的作用。

（3）对于正在使用氟伏沙明或其他CYP1A2抑制剂（例如环丙沙星）的患者，应考虑降低奥氮平的起始剂量；而对开始使用CYP1A2抑制剂的患者，奥氮平的用量也应适当减少。

（4）阿立哌唑拮抗 α_1 肾上腺素受体，可能降低血压。

（5）CYP3A4诱导剂（如卡马西平）可以导致阿立哌唑、喹硫平的清除率升高和血药浓度降低。

（6）CYP3A4抑制剂可以抑制阿立哌唑、喹硫平的消除，使血药浓度升高。

（7）CYP2D6 抑制剂（如奎尼丁、氟伏沙明、氟西汀、帕罗西汀）可以抑制阿立哌唑、利培酮的消除，使血药浓度升高。

5.超说明书用药　抑郁障碍增效治疗、伴发精神症状的阿尔茨海默病、图雷特综合征、亨廷顿病、孤独症等。

（十二）其他药物

1.氟哌噻吨美利曲辛　不适用于过度兴奋或活动过多的患者，因药物的兴奋作用可能加重这些症状；禁与 MAOI 合用，宜在 MAOI 停用 2 周后换用本药；不宜长期使用。

2.圣·约翰草　也称贯叶连翘，是一种天然药物。圣·约翰草能增加突触间隙的 5-HT 浓度，若此时再合用 SSRI 类或 MAOI 类抗抑郁药有导致 5-HT 综合征的风险；圣·约翰草是强效 CYP3A4、CYP2C9、CYP2C19 及 P-gp 诱导剂，可引起多种药物包括华法林、他汀类、维拉帕米、地高辛、口服避孕药等体内代谢的改变，应注意处方中药物相互作用的审核；中成药舒肝解郁胶囊中含有圣·约翰草，审核处方时应同样注意以上问题。

（十三）其他审核要点

药师审核处方时须关注和精神药物相关的诊断，如为精神障碍，应询问是否由精神科医师诊断。抑郁状态、焦虑状态、躯体化障碍及神经系统疾病相关的精神症状应由神经科或精神科医师诊断及处方相关药物。儿童精神障碍应由儿童精神科医师进行诊断及处方。应了解患者是否存在其他躯体疾病及用药，关注药物的单次剂量、日总剂量、给药频次、给药途径及药物相互作用和特殊人群用药等方面，对存在明确禁忌的处方拒绝调配，对非常规用法或超说明书用药及时与医师沟通。部分精神药物属于特殊管理药品，如苯二氮䓬受体激动剂属于第二类精神药品，应按照相应的管理要求进行处方审核。

（刘芳撰写，果伟、闫雪莲、赵悦，《共识》专家组审阅）

参 考 文 献

[1] 李书平,王燕,马景,等. 综合性医院躯体疾病伴发精神障碍临床调查. 中国健康心理学杂志,2008,16(8):924-926.

[2] 秦晓霞,王威,金秋,等. 沈阳市综合医院焦虑障碍患病率及特征. 中国全科医学,2007,10(11):899-901.

[3] 熊艳,肖正林,刘湘. 湘潭市中心医院门诊2016—2018年抗精神病药物使用情况分析. 临床合理用药杂志,2020,13(24):14-16.

[4] 中华医学会神经病学分会神经心理学与行为神经病学组. 综合医院焦虑、抑郁与躯体化症状诊断治疗的专家共识. 中华神经科杂志,2016,49(12):908-917.

[5] STINGL J C,JUST K S,SCHURIG M,et al. Prevalence of psychotropic drugs in cases of severe adverse drug reactions leading to unplanned emergency visits in general hospitals. Pharmacopsychiatry,2020,53(3):133.

[6] 洪素,况利,张琪,等. 某三甲综合医院精神科非器质性睡眠障碍住院患者精神药物超说明书使用现状分析. 中华精神科杂志,2019,52(3):188-192.

[7] LÜCKE C,GSCHOSSMANN J M,GRÖMER T W,et al. Off-label prescription of psychiatric drugs by non-psychiatrist physicians in three general hospitals in Germany. Annals of general psychiatry,2018,17(1):7.

[8] 中国痴呆与认知障碍写作组. 中国医师协会神经内科医师分会认知障碍疾病专业委员会. 2018中国痴呆与认知障碍诊治指南(二):阿尔茨海默病诊治指南,中华医学杂志,2018,98(13):971-977.

[9] RONALD C,LEONARD C,JORN H,et al. Cost-effectiveness analysis of olanzapine-containing antiemetic therapy for the prophylaxis of chemotherapy-induced nausea and vomiting(CINV)in highly emetogenic chemotherapy(HEC)patients. Supportive care in cancer,2021,29(8):4269-4275.

[10] 中华医学会神经病学分会, 中华医学会神经病学分会睡眠障碍学组.
中国成人失眠诊断与治疗指南（2017 版）. 中华神经科杂志, 2018, 51
（5）: 324-335.

[11] 朱谦, 樊碧发, 张达颖, 等. 周围神经病理性疼痛诊疗中国专家共识.
中国疼痛医学杂志, 2020, 26（5）: 321-328.

[12] 杨燕, 何文富, 肖林. 精神专科医院奥氮平超说明书用药门诊处方调
查分析. 临床药物治疗杂志, 2018, 16（6）: 86-88.

[13] 王高华, 李凌江, 谢鹏, 等. 圣·约翰草提取物片治疗抑郁障碍专家共
识. 临床精神医学杂志, 2018, 28（4）: 285-288.

第十章

肠外肠内营养药物处方审核要点专家共识

一、营养支持疗法概述

营养支持疗法（nutrition support therapy）简称营养支持，是一种经肠内或肠外途径为不能正常进食的患者提供适宜营养素的方法。营养支持使人体获得营养素，保证新陈代谢正常进行，抵抗或修复疾病侵袭，进而改善患者的临床结局，如降低感染性并发症发生率、减少住院时间等，从而使患者获益。包括营养补充、营养支持和营养治疗三部分。在提供的支持方式上，临床实际应用中包括肠外营养、肠内营养和口服营养补充等。

营养支持的适应证为营养风险或营养不良（不足）。营养风险是指现有的或潜在的与营养有关的导致患者出现不良临床结局（如感染相关并发症发生率增高、住院时间延长、住院费用增加等）的风险，其内涵较营养不良（不足）广。专业人员可应用营养风险筛查 2002（nutritional risk screening 2002，NRS 2002）等工具进行营养风险筛查，明确是否存在营养风险。营养不良（不足）是由于摄入不足或利用障碍引起能量或营养素缺乏的状态，可导致人体组成改变、生理和精神功能下降，甚至发生不良临床结局。营养不良（不足）经营养不良评定可以确定，目前尚缺乏国际统一的诊断标准。对有营养风险的患者或已经有营养不良（不足）的患者，应结合临床制订营养支持方案。

根据中华医学会《临床诊疗指南：肠外肠内营养学分册（2008 版）》，结合美国肠外肠内营养指南《成人住院患者的营养支持标准（2018）》等，经筛查有营养风险的患者应采用如下路径选择合适的营养支持途径（图 10-1）。

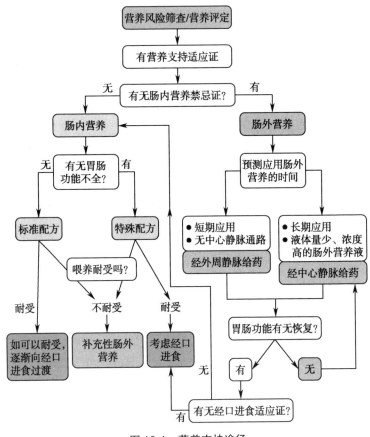

图 10-1　营养支持途径

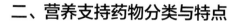

二、营养支持药物分类与特点

（一）肠外营养

肠外营养液可分为全合一营养液及二合一营养液。全合一（all-in-one，AIO）营养液又称"全营养混合液（total nutrient admixture，TNA）"，是指医师开具的肠外营养处方经药师审核后，在配液中心将处方中的碳水化合物、氨基酸、脂肪乳、电解质、微量元素、维生素等成分由经过培训的药学专业技术人员按规定的操作规程混合于一个输液袋中。AIO 也包括工业化生产的三腔袋。二合一（two-in-one）营养液指在规定条件下，将除脂肪乳以外的肠外营养组分转移至一个输液袋内而配成的混合静脉注射溶液，包括工业化生产的双腔袋。

根据中华医学会肠外肠内营养学会《规范肠外营养液配制专家共识（2018）》，肠外营养液的组成成分见表 10-1，不推荐其他药品加入肠外营养液中。

表 10-1　肠外营养液的组成成分

药物类别	上市品种
碳水化合物	葡萄糖注射液
脂肪乳	脂肪乳注射液，中 / 长链脂肪乳注射液，结构脂肪乳注射液，ω-3 鱼油脂肪乳注射液，多种油脂肪乳注射液
氨基酸	复方氨基酸注射液（3AA、6AA、9AA、15-HBC、18AA、20AA 等），小儿复方氨基酸，丙氨酰谷氨酰胺
电解质	氯化钾注射液，氯化钠注射液，葡萄糖酸钙注射液，氯化钙注射液，硫酸镁注射液，门冬氨酸钾镁注射液，甘油磷酸钠注射液，复合磷酸氢钾注射液
微量营养素	水溶性维生素，脂溶性维生素，复合维生素，多种微量元素
水	灭菌注射用水（或通过 0.9% 氯化钠注射液、5% 葡萄糖注射液、葡萄糖氯化钠注射液等补充）

（二）肠内营养

肠内营养（enteral nutrition，EN）又称肠内喂养（enteral feeding），是通过胃肠道途径为机体提供代谢所需营养素的营养支持方式，相比肠外营养更符合生理模式。目前我国对肠内营养制剂主要按三种形式进行管理，即药品、特殊膳食食品和保健食品。处方审核所涉及的肠内营养制剂均指药品范畴，批准文号为"国药准字"。只要患者不存在肠内营养的禁忌证，则应积极尝试肠内营养。

肠内营养药物的分类方式及特点见表10-2。

表10-2　肠内营养药物的分类方式及特点

分类方式		特点
剂型	粉剂	需加水配制后使用
	液体剂型	可直接使用或适当加热稀释后使用
氮源	氨基酸型	其氮源为游离氨基酸。不需要消化液或极少消化液便可吸收利用。配方无渣，脂肪含量极低，渗透压偏高
	短肽型	其氮源来自蛋白水解形成的双肽、三肽和一些游离氨基酸。由于人体小肠黏膜有运输低聚肽的体系，因此仅需少量消化便可吸收利用。配方低渣，脂肪含量较低，渗透压较氨基酸型略低
	整蛋白型	以整蛋白作为氮源，需要有一定的消化功能方可吸收利用，渗透压适中
是否适用于特殊疾病	通用型	对于大部分患者而言，通用型制剂是适用的
	疾病特异型	糖尿病适用型、肿瘤适用型等

三、肠外肠内营养药物常规用法用量

（一）肠外营养药物

明确肠外营养的适应证后，应全面评估患者的代谢状态和疾病对代谢的影响,确定治疗目标,制订营养计划。TNA 的营养物质应包括水、碳水化合物、氨基酸、脂肪、电解质、维生素和微量元素。特殊情况下,也可加入某些特殊营养物质(如药理营养素)。

1. 能量摄入　间接测热法可提供机体能量消耗的准确数据,但不易获得。临床常采用一些公式估算患者的总能量消耗(total energy expenditure,TEE)指导制订热量目标。

(1)便捷法则,即将患者视为轻体力劳动人群,能量摄入目标为 25~30kcal/kg(1cal=4.186J)。肥胖患者可采用校正体重(BMI>30kg/m^2),校正体重 = 理想体重 +[0.4×(实际体重 - 理想体重)];透析患者采用干体重。

(2)用 Harris-Benedict(H-B)公式估算静息状态下的基础能量消耗(basal energy expenditure,BEE),TEE=BEE× 活动指数 × 应激指数,见表 10-3。男性的 BEE(kcal/d)=66.47+(13.75× 实际体重,kg)+(5.0× 身高,cm)-(6.76× 年龄,岁);女性的 BEE(kcal/d)=655.1+(9.56× 实际体重,kg)+(1.85× 身高,cm)-(4.67× 年龄,岁)。

表 10-3　常见的活动指数与应激指数

	影响因子	指数
活动	(1)卧床不起	1.2
	(2)下地活动或床旁活动	1.3
应激	(1)术后(没有并发症)	1.0
	(2)长骨骨折	1.15~1.30
	(3)恶性肿瘤 /COPD	1.10~1.30
	(4)腹膜炎 /脓毒症	1.10~1.30
	(5)严重感染 / 多处创伤	1.20~1.40
	(6)多器官功能障碍综合征	1.20~2.00
	(7)烧伤	1.20~2.00

2．氨基酸供给　氨基酸的供给量应根据患者的体重和临床情况而定，需要量通常为0.8～2g/kg。

充足的非蛋白热量（non-protein calorie，NPC，即TNA中葡萄糖与脂肪乳所提供的能量，1g葡萄糖：3.4kcal，1g无水葡萄糖：4kcal，1g脂肪：9.2～11kcal）对蛋白质的有效利用十分重要。大多数稳定的患者需150kcal NPC：1g氮，其中含氮量可由公式"含氮量（g）=氨基酸含量（g）/6.25"计算获得。1g氨基酸可提供约4kcal热量。

3．非蛋白热量供给　60%～70%的葡萄糖与30%～40%的脂肪是健康成人NPC供能的最佳比例，可根据患者的耐受情况调整糖/脂比。脂肪的占比一般不超过60%，否则无法代谢。

4．液体量　液体量应根据患者的每日情况计算提供。综合评估患者的心脏、肾脏功能，密切关注体重变化、出入量平衡等。正常情况下人体的水需要量见表10-4。

表10-4　每日水需要量计算方法

方法	水需要量	方法	水需要量
按年龄计算		按体重计算	
强体力活动的年轻人	40ml/kg	第1个10kg	100ml/kg
大多数成年人	35ml/kg	第2个10kg	50ml/kg
老年人	30ml/kg	额外的体重	20ml/kg（≤50岁）
按摄入的热量计算	1ml/kcal		15ml/kg（>50岁）

高热量摄入、妊娠、发热、大量出汗、腹泻、烧伤、外科引流等情况下机体对水的需要量增加；心、肾功能不全时常需限制液体供给。尽管液体量按上述方式计算，但是肠外营养液并非用于维持体液平衡，患者丢失的液体量应通过常规晶体液与胶体液补充。

5．电解质　电解质平衡的管理需动态监测患者的症状与体征、液体出入量及血电解质指标（即血钠、血钾、血钙、血镁、血磷等）。在低蛋白血症时，血钙指标需要校正，"校正钙浓度（mmol/L）= 血钙浓度（mmol/L）+0.02×[40- 血白蛋白浓度（g/L）]"。此外，血清镁浓度与机体镁缺乏不一定平行，TNA 中应常规补充。正常情况下成人 TNA 中每日电解质的需要推荐量见表 10-5。

表 10-5　成人的每日电解质需要推荐量

电解质	钠	钾	钙	镁	磷
需要的推荐量 /mmol	80～100	60～150	2.5～5	8～12	15～30

6. 微量营养素　维生素和微量元素已有基本需要量的复合制剂。但在某些特殊患者（如危重患者、烧伤患者或伴有肠瘘等情况时），某些微量营养素的组分可能不足，需要额外剂量或单一制剂的添加。然而，给予的剂量必须适应患者的排泄能力。

7. 药理营养素　营养方案可通过添加药理营养素（如 ω-3 脂肪酸、谷氨酰胺）进一步完善。一般用量为 ω-3 脂肪酸 0.2g/kg，丙氨酰谷氨酰胺二肽 0.3～0.6g/kg。需注意在加入这些物质后，一些常规的常量营养素应相应减少，以满足常规标准营养液中三大营养物质的供能比例。

8. 输注途径　肠外营养的规范化应用提倡 TNA。其中，自配型肠外营养主要用于病情特殊或多变的、需要营养干预的患者，MCB 主要用于病情稳定的营养不良或高风险患者。

外周肠外营养适用于接受较低渗透浓度（通常建议 ≤900mOsm/L）营养液的短期治疗（≤2 周）。推荐使用冰点渗透压仪测定 TNA 的渗透压摩尔浓度，或使用下列公式估算：[葡萄糖（g）×5+ 氨基酸（g）×10+20% 脂肪乳（g）×（1.3～1.5）+ 氯化钠（g）×35+ 氯化钾（g）×27]/ 总体积（L）。

（二）肠内营养药物

肠内营养用量根据能量摄入量计算，通常为 25～35kcal/（kg·d），一些疾病条件下允许达到 40kcal/（kg·d）。

四、肠外肠内营养药物处方审核要点

营养处方审核内容应包括营养风险筛查、营养评定、适应证和禁忌证、给药途径、制剂选择、能量需求、营养素需求、相容性、相互作用等,兼顾有效性、安全性、适宜性和经济性。

(一)肠外营养审方要点

1. **适应证** 存在营养风险或营养不良,预计持续 5～7 天不能正常进食的患者;患者存在肠内营养的禁忌证。

2. **成分及比例**

(1)一般情况下,碳水化合物、氨基酸、脂肪乳宏量营养素齐全;成人的每日葡萄糖供给量<7g/kg、脂肪供给量<2.5g/kg;脂肪占 NPC 的比例不得超过 60%。

(2)当患者以肠外营养为唯一营养来源时,TNA 还应包括电解质、维生素和微量元素。

(3)3AA 或丙氨酰谷氨酰胺注射液不得作为肠外营养液中唯一的氨基酸来源,应与其他复方氨基酸注射液合用。鱼油脂肪乳注射液不得作为肠外营养液中唯一的脂肪乳来源,应与其他脂肪乳注射液合用。

(4)如处方没有脂肪乳或鱼油,为保证稳定性,不应加入乳剂型脂溶性维生素。

(5)不推荐在肠外营养液中加入表 10-1 所列成分之外的其他药品。

3. **稳定性**

(1)TNA 中的一价阳离子(Na^+、K^+)浓度应小于 150mmol/L;二价阳离子(Ca^{2+}、Mg^{2+})浓度应小于 10mmol/L。

(2)不推荐在 TNA 中加入胰岛素,推荐使用胰岛素泵单独输注。

(3)添加了维生素与微量元素的 TNA 应在 24 小时内输

注完毕；不含维生素与微量元素的 TNA 在室温下可保存 30 小时，2～8℃下可保存 7 天。

4．输注系统

（1）一般情况下采用 TNA 形式进行肠外营养，不推荐单瓶输注或多瓶串输形式。

（2）当 TNA 的渗透压摩尔浓度 >900mOsm/L，或 TNA 的渗透压摩尔浓度≤900mOsm/L 但需要长期使用（>2 周）时，需通过中心静脉输注。

（二）肠内营养审方要点

1．适应证　存在营养风险或营养不良，预计持续 5～7 天不能正常进食的患者。

2．禁忌证

（1）严重胃肠道功能障碍或吸收不良，如持续肠梗阻、严重呕吐或腹泻无法用药物控制、严重短肠综合征。

（2）高流量近段肠瘘（远端肠管无法建立肠内营养通路）。

（3）无法放置胃肠营养管。

（4）有创性营养介入不能保证患者安全和预计效果。

（5）严重休克未纠正和其他引起胃肠道缺血的情况。

3．喂养途径

（1）口腔和胃肠道功能正常，且依从性高的非重症患者推荐选择经口途径。

（2）患者自身因素（如昏迷、中枢性吞咽障碍、严重口腔咽喉黏膜炎）和喂养的局限（如能量密度不高、无法持续喂养）等原因推荐管饲途径；如果 EN 持续时间少于 4～6 周，可选择短期经鼻或经口置管；如果超过 4～6 周，可选择长期置管方式如造口管（胃造口 / 空肠造口）；长期不能耐受胃饲、胃出口梗阻、十二指肠梗阻、胃或十二指肠瘘、严重胃食管反流，或由于存在解剖异常肠内营养管无法置入的患者亦可选择经幽门后喂养管方式；管饲喂养常用的方法有间歇推注、间歇输注和连续输注三种。

4. 制剂选择

（1）对于大部分患者而言，通用型制剂是适用的。

（2）氨基酸型和短肽型适用于肠道功能尚未恢复以及胰腺炎患者；糖尿病患者可选用糖尿病适用型制剂；肿瘤患者可选用肿瘤适用型制剂；脂代谢障碍患者宜选用含中链脂肪乳制剂。

（李潇潇撰写，赵彬、《共识》专家组审阅）

参 考 文 献

[1] 医学名词审定委员会肠外肠内营养学名词审定分委员会. 肠外肠内营养学名词. 北京：科学出版社，2019.

[2] 中华医学会. 临床诊疗指南：肠外肠内营养学分册（2008 版）. 北京：人民卫生出版社，2009.

[3] 中华人民共和国国家卫生和计划生育委员会. 中华人民共和国行业标准：临床营养风险筛查：WS/T 427—2013. 北京：中国标准出版社，2013.

[4] 中华医学会肠外肠内营养学分会"营养风险 - 营养不足 - 支持 - 结局 - 成本 / 效果比（NUSOC）"多中心数据共享协作组. 营养风险及营养风险筛查工具营养风险筛查 2002 临床应用专家共识（2018 版）. 中华临床营养杂志，2018，26（3）：131-135.

[5] 杨剑，蒋朱明，于康，等. 营养不良评定（诊断）标准沿革及目前存在问题的思考. 中华外科杂志，2019，57（5）：331-336.

[6] UKLEJA A，GILBERT K，MOGENSEN K M，et al. Standards for nutrition support：adult hospitalized patients. Nutrition in clinical practice，2018，33（6）：906-920.

[7] BOULLATA J I，CARRERA A L，HARVEY L，et al. ASPEN safe practices for enteral nutrition therapy. Journal of parenteral and enteral nutrition，2017，41（1）：15-103.

[8] 赵彬, 老东辉, 商永光, 等. 规范肠外营养液配制. 中华临床营养杂志, 2018, 26 (3): 136-148.

[9] VAN LANCKER P, DILLEMANS B, BOGAERT T, et al. Ideal versus corrected body weight for dosage of sugammadex in morbidly obese patients. Anaesthesia, 2011, 66 (8): 721-725.

[10] 广东省药学会. 肠外营养临床药学共识 (第二版). (2017-04-18) [2022-12-20]. http://www.sinopharmacy.com.cn/uploads/file1/20170423/58fc5c663483a.pdf.

[11] BOULLATA J I, GILBERT K, SACKS G, et al .A.S.P.E.N. clinical guidelines: parenteral nutrition ordering, order review, compounding, labeling, and dispensing. Journal of parenteral and enteral nutrition, 2014, 38 (3): 334-377.

[12] ITKIN M, DELEGGE M H, FANG J C, et al. Multidisciplinary practical guidelines for gastrointestinal access for enteral nutrition and decompression from the Society of Interventional Radiology and American Gastroenterological Association (AGA) Institute, with endorsement by Canadian Interventional Radiological Association (CIRA) and Cardiovascular and Interventional Radiological Society of Europe (CIRSE). Gastroenterology, 2011, 141 (2): 742-765.

第十一章

抗菌药物处方审核要点
专家共识

一、抗菌药物治疗概述

抗菌药物是用于治疗细菌、支原体、衣原体、立克次体、螺旋体、真菌等病原微生物所致的感染性疾病的药物。临床治疗感染性疾病时，应依据抗菌药物的抗菌谱及在人体内的吸收、分布、代谢和排泄等特点，按照其临床适应证选择用药，同时按照患者感染的病原菌、感染部位、感染严重程度及患者的生理情况（如老年人、儿童、孕妇、哺乳期妇女）和病理情况（如肝、肾功能和免疫功能）制订抗菌药物治疗方案，包括抗菌药物的品种选择、给药剂量、给药次数、给药途径、疗程及联合用药等。在未获知病原菌及药敏试验结果前，或无法获取培养标本时，可根据患者的感染部位、基础疾病、发病情况、发病场所、既往抗菌药物用药史及其治疗反应等推测可能的病原体，并结合当地的细菌耐药性监测数据，先给予抗菌药物经验性治疗。待获知病原学检测及药敏试验结果后，结合先前的治疗反应调整用药方案；对培养结果阴性的患者，应根据经验性治疗的效果和患者情况采取进一步的诊疗措施。抗菌药物预防性应用的基本原则依照《抗菌药物临床应用指导原则》执行。

抗菌药物的应用涉及各个专科，其合理使用已成为当前临床治疗中的重要环节，是提高疗效、降低不良反应发生率以及减少或延缓细菌耐药发生的关键。

二、抗菌药物分类与特点

抗菌药物主要包括 β- 内酰胺类（青霉素类、头孢菌素类、β-内酰胺类 /β- 内酰胺酶抑制剂、头霉素类和碳青酶烯类）、氨基糖苷类、四环素类、甘氨酰环素类、大环内酯类、林可酰胺类、糖肽类、多黏菌素类、环脂肽类、噁唑烷酮类、喹诺酮类、磺胺类、呋喃类、硝基咪唑类和抗真菌类药物等。

（一）青霉素类

青霉素类是一类重要的 β- 内酰胺类抗菌药物。可分为：

1. 主要作用于革兰氏阳性菌的窄谱青霉素（如青霉素、普鲁卡因青霉素、苄星青霉素、青霉素 V）。

2. 耐青霉素酶青霉素（如苯唑西林、氯唑西林、氟氯西林等）。

3. 广谱青霉素，包括对部分肠杆菌科细菌有抗菌活性（如氨苄西林、阿莫西林）和对多数革兰氏阴性杆菌包括铜绿假单胞菌具有抗菌活性（如哌拉西林、阿洛西林、美洛西林）的青霉素类药物。适用于皮肤软组织、腹腔、呼吸系统、消化系统、泌尿生殖系统、中枢神经系统以及骨关节感染。此外，对钩端螺旋体病、回归热、鼠咬热、早期梅毒、放线菌病、多杀巴斯德菌及李斯特菌等感染也有效。

（二）头孢菌素类、头霉素类和 β- 内酰胺类 /β- 内酰胺酶抑制剂

1. 头孢菌素类抗菌药物　抗菌作用机制与青霉素类相同，广泛用于临床的各种感染。各代药物的抗菌特点各有不同：第一代头孢菌素（如头孢唑林、头孢拉定）对革兰氏阳性菌的作用优于第二代（注射剂有头孢呋辛、头孢替安、头孢尼西，口服制剂有头孢克洛、头孢呋辛酯、头孢丙烯）和第三代（注射品种有头孢噻肟、头孢唑肟、头孢曲松、头孢他啶、头孢哌酮，口服制剂有头孢克肟、头孢泊肟酯、头孢地尼），但对革兰氏阴性杆菌的作用差。第二代头孢菌素对革兰氏阴性杆菌的作用不及第三代，对革兰氏阳性菌的作用与第一代接近或稍弱。第三代头孢菌素则对革兰氏阴性菌产生的 β- 内酰胺酶较第一代、第二代更稳定，抗革兰氏阴性菌的效果更强，头孢他啶和头孢哌酮除肠杆菌科细菌外，对铜绿假单胞菌亦具较强的抗菌活性。第四代头孢菌素常用者为头孢吡肟，对革兰氏阴性菌的效果与第三代大致相仿，其中对阴沟肠杆菌、产气肠杆菌、柠檬酸杆菌属等部分菌株的作用优于第三代，对铜绿假单胞菌的作用与头孢他啶相仿，对革兰氏阳性菌的作用优于第三代。

2. 头霉素类抗菌药物　包括头孢西丁、头孢美唑和头孢米诺等。其抗菌谱和抗菌作用与第二代头孢菌素相仿，但对脆弱拟杆菌等厌氧菌的抗菌作用较头孢菌素类强。

3. β- 内酰胺类 /β- 内酰胺酶抑制剂　包括阿莫西林克拉维酸、氨苄西林舒巴坦、头孢哌酮舒巴坦、替卡西林克拉维酸和哌拉西林他唑巴坦。其对甲氧西林敏感葡萄球菌等厌氧菌具良好的抗菌作用，适用于因产 β- 内酰胺酶而对 β- 内酰胺类药物耐药的细菌感染，但不推荐用于对复方制剂中的抗菌药物敏感的细菌感染和非产 β- 内酰胺酶的耐药菌感染。

（三）碳青霉烯类

碳青霉烯类抗菌药物主要包括亚胺培南、美罗培南、帕尼培南、比阿培南等。其对各种革兰氏阳性球菌、革兰氏阴性杆菌（包括铜绿假单胞菌、不动杆菌属）和多数厌氧菌具强大的抗菌活性，对多数 β- 内酰胺酶高度稳定，但对甲氧西林耐药葡萄球菌和嗜麦芽窄食单胞菌等的抗菌作用差。厄他培南与其他碳青霉烯类抗菌药物有两个重要差异：血半衰期较长；对铜绿假单胞菌、不动杆菌属等非发酵菌的抗菌作用差。

（四）氨基糖苷类

临床常用的氨基糖苷类抗菌药物主要有庆大霉素、妥布霉素、阿米卡星、依替米星。其抗菌谱广，对革兰氏阴性杆菌具强大的抗菌活性。

（五）四环素类

四环素类抗菌药物具广谱抗菌活性，主要对葡萄球菌属、链球菌属、肠杆菌科、不动杆菌属、嗜麦芽窄食单胞菌、布鲁菌属等具有抗菌活性。主要品种有四环素、金霉素、土霉素及半合成四环素类多西环素、美他环素和米诺环素等。

（六）大环内酯类

以红霉素为代表的大环内酯类对革兰氏阳性菌、厌氧菌、支原体及衣原体等具抗菌活性；阿奇霉素、克拉霉素、罗红霉素等对流感嗜血杆菌、肺炎支原体或肺炎衣原体等的抗微生物活性增强，其口服生物利用度提高、给药剂量减小、不良反应亦较少、临床适应证有所扩大。

（七）甘氨酰环素类

代表药物为替加环素，具广谱抗菌活性，对葡萄球菌属、糖肽类中介金黄色葡萄球菌、粪肠球菌、屎肠球菌和链球菌属具高度抗菌活性，革兰氏阳性菌、肠杆菌科细菌等对其敏感。

（八）林可酰胺类

代表药物为林可霉素及克林霉素，具抗革兰氏阳性球菌及厌氧菌作用。

（九）糖肽类

代表药物为万古霉素、去甲万古霉素和替考拉宁，主要抗甲氧西林耐药葡萄球菌属、JK 棒状杆菌、肠球菌属、李斯特菌属、链球菌属、梭状芽孢杆菌。

（十）多黏菌素类

代表药物为多黏菌素 B、多黏菌素 E，主要作用于需氧革兰氏阴性杆菌，特别是对多重耐药革兰氏阴性菌的体外敏感性较好。

（十一）环脂肽类

代表药物为达托霉素，对葡萄球菌属、肠球菌属、链球菌属、JK 棒状杆菌、艰难梭菌和痤疮丙酸杆菌等有活性。

（十二）噁唑烷酮类

代表药物为利奈唑胺，对甲氧西林耐药葡萄球菌属、肠球菌属等多重耐药革兰氏阳性菌有活性。

（十三）磷霉素类

代表药物为磷霉素，对葡萄菌属、链球菌属、肠球菌属、肠杆菌科细菌、铜绿假单胞菌有活性。

（十四）喹诺酮类

以左氧氟沙星、莫西沙星、环丙沙星为代表，主要用于革兰氏阴性菌感染的治疗，对革兰氏阳性菌的作用较弱，其中左氧氟沙星、莫西沙星对肺炎链球菌、A 组溶血性链球菌等革兰氏阳性球菌、衣原体属、支原体属、军团菌等细胞内病原或厌氧菌的作用强。莫西沙星不宜用于泌尿生殖系统感染如尿路感染、尿道炎以及宫颈炎。

（十五）磺胺类

本类药物属广谱抗菌药物，对革兰氏阳性菌和革兰氏阴性菌均具抗菌作用。根据药代动力学特点和临床用途，本类药物可分为：①口服易吸收而可全身应用者，如磺胺甲噁唑、磺胺嘧啶、磺胺多辛、复方磺胺甲噁唑（磺胺甲噁唑与甲氧苄啶，SMZ/TMP）、复方磺胺嘧啶（磺胺嘧啶与甲氧苄啶，SD/TMP）等；②口服不易吸收者，如柳氮磺吡啶（SASP）；③局部应用者，如磺胺嘧啶银、醋酸磺胺米隆、磺胺醋酰钠等。

（十六）呋喃类

具广谱抗菌活性，主要药物有呋喃妥因、呋喃唑酮和呋喃西林。

（十七）硝基咪唑类

以甲硝唑、替硝唑和奥硝唑为主，对厌氧菌均具高度抗菌活性，对滴虫、阿米巴和蓝氏贾第鞭毛虫等原虫亦具良好活性。

（十八）抗分枝杆菌药

本类药物具广谱抗菌活性，以利福平、利福霉素为代表，对

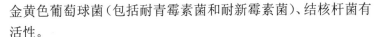

金黄色葡萄球菌（包括耐青霉素菌和耐新霉素菌）、结核杆菌有活性。

（十九）抗真菌药

1. 多烯类 代表药物有注射用两性霉素 B 和注射用两性霉素 B 脂质体，通过与敏感真菌细胞膜上的固醇相结合，引起细胞膜的通透性改变，导致细胞内的重要物质渗漏，从而使真菌细胞死亡，对隐球菌、念珠菌、球孢子菌、组织胞浆菌、毛霉菌、根霉菌、曲霉菌等有活性；制霉菌素对念珠菌有活性。

2. 嘧啶类 代表药物有氟胞嘧啶，对新型隐球菌、念珠菌属具有良好的抗菌作用。

3. 三唑类 代表药物有氟康唑、伊曲康唑、伏立康唑和泊沙康唑，对念珠菌、曲霉菌等有活性。

4. 棘白菌素类 代表药物有卡泊芬净和米卡芬净，对烟曲霉、黄曲霉、土曲霉和黑曲霉具良好的抗菌活性，对白念珠菌等多数念珠菌属具高度抗真菌活性，对近平滑念珠菌的作用相对较弱。

5. 丙烯胺类 代表药物有特比萘芬，对皮肤癣菌有活性。

6. 灰黄霉素 对皮肤癣菌有活性，适用于治疗皮肤癣菌引起的各种浅部真菌病，目前仍为治疗头癣的首选药。

三、成人抗菌药物常规用法用量

（一）青霉素类

常用青霉素类药物的常规用法用量见 11-1。

表 11-1　常用青霉素类药物的常规用法用量

药物名称	用法用量	给药途径	备注
青霉素	一日 200 万～2 000 万 U，分 2～4 次给药	i.v.	对于严重感染，如感染性心内膜炎、气性坏疽等应使用大剂量，如一日 2 400 万 U，每 4h 1 次

续表

药物名称	用法用量	给药途径	备注
苯唑西林	一日 4～8g,分 2～4 次给药	i.v.	严重感染时,如菌血症、感染性心内膜炎,一次 2g,每 4h 1 次
阿莫西林	一次 0.5～1g,每 6～8h 1 次	p.o.	最大日剂量为 4g
	一次 0.5～1g,每 6～8h 1 次	i.v./i.m.	
阿莫西林克拉维酸钾(8:1)	一次 562.5mg,每 12h 1 次	p.o.	严重感染时可增至一次 1.125～1.687 5g,每 12h 1 次
阿莫西林克拉维酸钾(7:1)	一次 457～914mg,每 12h 1 次	p.o.	
阿莫西林克拉维酸钾(4:1)	一次 312.5mg,一日 3 次;或一次 625mg,一日 2 次	p.o.	严重感染时剂量可加倍
阿莫西林克拉维酸钾(2:1)	一次 375mg,一日 3 次	p.o.	严重感染时剂量可加倍
阿莫西林克拉维酸钾(5:1)	一次 1.2g,每 8h 1 次	i.v.	严重感染时可增至一次 1.2g,每 6h 1 次;不能用葡萄糖溶液稀释
氨苄西林	一次 0.25～0.75g,一日 4 次	p.o.	
	一日 4～8g,分 2～4 次给药	i.v.	重症感染者日剂量可增至 12g,最大日剂量为 14g
氨苄西林舒巴坦	一次 1.5～3g,每 6h 1 次	i.v.	最大日剂量为 12g;不能用葡萄糖溶液稀释
哌拉西林他唑巴坦(4:1)	一日 2.5～5g,分 2 次给药	i.v.	最大日剂量为 5g
哌拉西林他唑巴坦(8:1)	一次 4.5g,每 8h 1 次	i.v.	治疗严重感染或铜绿假单胞菌感染时可增至一次 4.5g,每 6h 1 次

（二）头孢菌素类、头霉素类和 β- 内酰胺类 /β- 内酰胺酶抑制剂

常用头孢菌类、头霉素类和 β- 内酰胺类 /β- 内酰胺酶抑制剂的常规用法用量见表 11-2。

表 11-2　常用头孢菌类、头霉素类和 β- 内酰胺类 /β- 内酰胺酶抑制剂的常规用法用量

药物名称	用法用量	给药途径	备注
头孢唑林	一次 0.5～1g，一日 2～4 次	i.v.	严重感染时，如感染性心内膜炎、菌血症，一次 2g，每 8h 1 次；或一次 1.5g，每 6h 1 次
头孢呋辛	一次 0.25～0.5g，一日 2 次	p.o.	—
	一次 0.75～1.5g，每 8h 1 次	i.v.	严重感染时，一次 1.5g，每 6h 1 次
头孢克洛（普通制剂）	一次 250mg，一日 3 次	p.o.	日总剂量不超过 4g
头孢克洛（缓释制剂）	一次 375～750mg，一日 2 次	p.o.	—
头孢丙烯	一次 500mg，一日 1～2 次	p.o.	—
头孢尼西	一次 1～2g，一日 1 次	i.v.	—
头孢地尼	一次 100mg，一日 3 次	p.o.	—
头孢克肟	一次 50～200mg，一日 2 次	p.o.	—
头孢泊肟	一次 100～200mg，一日 2 次	p.o.	—
头孢曲松	一次 1～2g，一日 1 次	i.v.	治疗中枢感染时，一次 2g，每 12h 1 次
头孢噻肟	一次 1～3g，每 6～12h 1 次	i.v.	最大日剂量为 12g
头孢唑肟	一次 1～2g，每 8～12h 1 次	i.v.	严重感染者的剂量可增至一次 3～4g，每 8h 1 次
头孢他啶	一次 1g，每 8～12h 1 次	i.v.	严重感染或脑膜炎时，一次 2g，每 8h 1 次；囊性纤维化患者的日剂量可达 9g

续表

药物名称	用法用量	给药途径	备注
头孢他啶阿维巴坦	一次 2.5g，每 8h 1 次	i.v.	—
头孢哌酮舒巴坦（1:1）	一日 2~4g，每 12h 1 次	i.v.	严重感染时，一日 8g
头孢哌酮舒巴坦（2:1）	一日 1.5~3g，每 12h 1 次	i.v.	严重感染时，一次 3g，每 6h 1 次
头孢吡肟	一次 1~2g，每 8~12h 1 次	i.v.	严重感染并危及生命时，可一次 2g，每 8h 1 次
头孢西丁	一次 1~2g，每 6~8h 1 次	i.v.	严重感染时，如气性坏疽，一次 2g，每 4h 1 次；治疗脓肿分枝杆菌感染时，一日 12g
头孢美唑	一日 1~2g，一日 2 次	i.v.	严重感染时，一日 4g，一日 2~4 次
头孢米诺	一次 1g，一日 2 次	i.v.	严重感染时，一日 6g，每 6~8h 1 次
拉氧头孢	一日 1~2g，分 2 次	i.v.	严重感染时，一日 4g，分 2~4 次
氨曲南	一次 1~2g，每 8~12h 1 次	i.v.	最大日剂量为 8g
舒巴坦	通常日剂量不超过 4g	i.v.	治疗耐药鲍曼不动杆菌感染时，目前国外指南及国内共识推荐日剂量可增至 6~8g

（三）碳青霉烯类

常用碳青霉烯类药物的常规用法用量见表 11-3。

表 11-3　常用碳青霉烯类药物的常规用法用量

药物名称	用法用量	给药途径	备注
厄他培南	一次 1g，一日 1 次	i.v.	不能用葡萄糖溶液稀释

续表

药物名称	用法用量	给药途径	备注
亚胺培南西司他丁	一次0.5g,每6~8h 1次	i.v.	严重感染或治疗铜绿假单胞菌感染时,一次1g,每6~8h 1次
美罗培南	一次1g,每8h 1次	i.v.	脑膜炎时,一次2g,每8h 1次
比阿培南	一次0.3g,每12h 1次	i.v.	日剂量不超过1.2g

(四)氨基糖苷类

常用氨基糖苷类药物的常规用法用量见表11-4。

表11-4 常用氨基糖苷类药物的常规用法用量

药物名称	用法用量	给药途径
阿米卡星	一日15mg/kg,每12h 1次;或一日1次	i.v.
妥布霉素	1~1.7mg/kg,每8h 1次。国外资料:5~7mg/kg,一日1次;或1.7~2mg/kg,每8h 1次	i.v.
庆大霉素	1~1.7mg/kg,每8h 1次;或5mg/kg,一日1次。国外资料:5~7mg/kg,一日1次;或1.7~2mg/kg,每8h 1次	i.v.
依替米星	一次100~150mg,每12h 1次;或一次200~300mg,一日1次	i.v.

注:肥胖患者应根据校正体重计算剂量。

(五)四环素类

常用四环素类药物的常规用法用量见表11-5。

表11-5 常用四环素类药物的常规用法用量

药物名称	用法用量	给药途径
四环素	一次0.25~0.5g,每6h 1次	p.o.
多西环素	第1日一次100mg,每12h 1次。维持剂量一次100~200mg,一日1次;或50~100mg,每12h 1次	p.o.
米诺环素	首剂一次200mg。维持剂量一次100mg,每12~24h 1次。寻常痤疮一次50mg,一日2次	p.o.

（六）大环内酯类

常用大环内酯类药物的常规用法用量见表 11-6。

表 11-6　常用大环内酯类药物的常规用法用量

药物名称	用法用量	给药途径	备注
红霉素	一次 250～500mg，每 6～8h 1 次	p.o.	军团菌感染时，一次 500～1 000mg，每 6h 1 次
克拉霉素（普通制剂）	一次 250～500mg，一日 2 次	p.o.	—
克拉霉素（缓释制剂）	一次 500～1 000mg，一日 1 次	p.o.	—
阿奇霉素	首剂 500mg；此后一次 250～500mg，一日 1 次	p.o.	—
	一次 500mg，一日 1 次	i.v.	

（七）甘氨酰环素类

替加环素，i.v.，首剂 100mg；此后一次 50mg，每 12h 1 次。

（八）林可酰胺类

克林霉素。

（1）p.o.：一次 150～300mg，一日 4 次；最大剂量为重症感染一次 450mg，一日 4 次。

（2）i.v.：中度感染一日 600～1 200mg，重度感染一日 1 200～2 700mg，一日 2～4 次。

（九）糖肽类

常用糖肽类药物的常规用法用量见表 11-7。

表 11-7　常用糖肽类药物的常规用法用量

药物名称	用法用量	给药途径	备注
万古霉素	一次 500mg，每 6h 1 次；或一次 1 000mg，每 12h 1 次。也可按体重给药，一次 15mg/kg，每 12h 1 次	i.v.	—

续表

药物名称	用法用量	给药途径	备注
	一次 125~500mg, 每 6h 1 次	p.o.	治疗艰难梭菌相关性腹泻时采取口服给药
去甲万古霉素	一日 800~1 600mg, 分 2~3 次	i.v.	—
替考拉宁	负荷剂量一次 400~800mg (6~12mg/kg), 每 12h 1 次, 给药 3~5 次; 维持剂量一次 400~800mg, 一日 1 次	i.v.	应根据感染部位和严重程度确定剂量。替考拉宁的半衰期长, 应当给予负荷剂量
	一次 100~200mg, 每 12h 1 次	p.o.	治疗艰难梭菌相关性腹泻

（十）多黏菌素类

常用多黏菌素类药物的常规用法用量见表 11-8。

表 11-8　常用多黏菌素类药物的常规用法用量

药物名称	用法用量	给药途径	备注
多黏菌素 B	一日 1.5~2.5mg/kg, 每 12h 1 次	i.v.	最大日剂量为 2.5mg/kg
硫酸黏菌素（硫酸多黏菌素 E）	一日 100 万~150 万 U, 分 2~3 次	i.v.	硫酸多黏菌素 E 与多黏菌素 E 甲磺酸盐的给药剂量不能等量换算

（十一）环脂肽类

达托霉素。

（1）i.v.: 一次 4~6mg/kg, 一日 1 次。

（2）备注: 国外资料建议, 金黄色葡萄球菌引起的左心心内膜炎、肠球菌相关感染性心内膜炎、万古霉素耐药肠球菌感染时需要更大的剂量, 最大可达一日 12mg/kg。

（十二）噁唑烷酮类

利奈唑胺, i.v./p.o., 一次 600mg, 每 12h 1 次。

（十三）磷霉素

（1）p.o.：一次3g，顿服，仅用于膀胱炎。

（2）i.v.：一日4～12g，分2～3次；严重感染时可一日16g。

（十四）喹诺酮类

常用喹诺酮类药物的常规用法用量见表11-9。

表11-9　常用喹诺酮类药物的常规用法用量

药物名称	用法用量	给药途径
环丙沙星	一次0.5～0.75g，每12h 1次	p.o.
	一次0.4g，每8～12h 1次	i.v.
左氧氟沙星	一次0.5～0.75g，一日1次	i.v./p.o.
莫西沙星	一次0.4g，一日1次	i.v./p.o.
吉米沙星	一次320mg，一日1次	p.o.

（十五）磺胺类

常用磺胺类药物的常规用法用量见表11-10。

表11-10　常用磺胺类药物的常规用法用量

药物名称	用法用量	给药途径	备注
复方磺胺甲噁唑	一次2片，每12h 1次	p.o.	治疗耶氏肺孢子菌感染时，一日15～20mg/kg（甲氧苄啶），每6～8h 1次。预防耶氏肺孢子菌感染时，一次1～2片，一日1次；或一次2片，一周3次
联磺甲氧苄啶	一次2片，每12h 1次	p.o.	

（十六）呋喃类——呋喃唑酮

p.o.：一次100mg，一日3～4次。

（十七）硝基咪唑类

1. 甲硝唑

（1）p.o.：一日0.6～1.2g，分3次。

（2）i.v.：首剂 15mg/kg；维持剂量一次 7.5mg/kg，每 6～8h 1 次。

2. 替硝唑

p.o.：首剂 2g。维持剂量一次 0.5g，每 12h 1 次；或一次 1g，一日 1 次。

3. 奥硝唑

（1）p.o.：一次 0.5g，每 12h 1 次。

（2）i.v.：首剂 0.5～1g；维持剂量一次 0.5g，每 12h 1 次。

（十八）抗分枝杆菌药——利福霉素

i.v.：一次 0.5g，一日 2 次；中至重度感染一次 1 000mg，一日 2 次。给药速度不宜过快。

（十九）抗真菌药

常用抗真菌药的常规用法用量见表 11-11。

表 11-11　常用抗真菌药的常规用法用量

药物名称	用法用量	给药途径	备注
两性霉素 B（普通制剂）	起始剂量首日 1～5mg（或 0.02～0.1mg/kg），逐渐增加至一日 0.7～1mg/kg，一日 1 次	i.v.	日剂量不超过 1mg/kg；累积剂量>4g 时可引起不可逆性肾损伤；只能用 5% 葡萄糖溶液稀释
两性霉素 B（脂质体）	①国产制剂（锋克松）：起始剂量首日 0.1mg/kg，逐渐增加剂量至一日 1～3mg/kg；②进口制剂（安浮特克）：一日 3～4mg/kg，效果不佳时可增至一日 6mg/kg，一日 1 次	i.v.	国产制剂说明书表明累积剂量>4g 时可引起不可逆性肾损伤；两性霉素 B 脂质体具有多个不同的产品，其理化特性、用药剂量及安全性不同，不能等效换算；只能用 5% 葡萄糖溶液稀释
氟康唑	首剂 400mg；维持剂量一次 200～400mg，一日 1 次	i.v./p.o.	侵袭性念珠菌病：负荷剂量第 1 日 800mg，后续剂量 400mg q.d.

续表

药物名称	用法用量	给药途径	备注
伊曲康唑	一次 100~200mg，一日 1 次	p.o.	—
	第 1~2 日一次 200mg，一日 2 次；此后一次 200mg，一日 1 次	i.v.	
伏立康唑	负荷剂量 400mg，一日 2 次；维持剂量 200mg，一日 2 次	p.o.	—
	负荷剂量 6mg/kg，一日 2 次；维持剂量 4mg/kg，一日 2 次	i.v.	
泊沙康唑（混悬液）	预防侵袭性真菌感染，一次 200mg，一日 3 次。治疗口咽部念珠菌病，第 1 日 100mg，一日 2 次；之后 100mg，一日 1 次。治疗难治性口咽念珠菌病，400mg，一日 2 次。治疗侵袭性真菌感染（超说明书用药），200mg，一日 4 次	p.o.	应与食物同时服用
泊沙康唑（肠溶片）	预防侵袭性真菌感染，第 1 日一次 300mg，一日 2 次；此后 300mg，一日 1 次。治疗侵袭性真菌感染（超说明书用药）的剂量同预防	p.o.	—
卡泊芬净	负荷剂量一次 70mg，一日 1 次；维持剂量一次 50mg，一日 1 次	i.v.	疗效欠佳且对本品耐受较好的患者可将维持剂量加至一日 70mg；中度肝功能不全患者将维持剂量减至一日 35mg
米卡芬净	一次 50~150mg，一日 1 次	i.v.	严重或难治性疾病可增至一日 300mg

四、抗菌药物处方审核要点

（一）青霉素类

1. **禁忌证**　使用前应做青霉素皮试，皮试阳性者禁用；停药 72 小时以上应重新皮试。曾出现本类药品导致胆汁淤积或肝损伤的患者禁用。

2. **注意事项**　传染性单核细胞增多症、巨细胞病毒感染、淋巴细胞白血病、淋巴瘤患者更容易出现皮疹，应避免或谨慎用药；治疗螺旋体感染（如梅毒）时可出现赫氏反应；青霉素类药物的半衰期相对较短，应保证足够的给药频次，尤其在治疗重症感染时，如青霉素、苯唑西林需要用到每 4 小时 1 次；青霉素类药物中的青霉素、阿莫西林、氨苄西林及其酶抑制剂复合制剂不能使用葡萄糖溶液作为溶媒。

3. **特殊人群**　青霉素类药物的妊娠期分级为 B 级，必要时孕妇可考虑使用；少量本品可经乳汁排出，哺乳期妇女应用时宜停止哺乳。

4. **药物相互作用**　丙磺舒可抑制青霉素类药物的肾脏清除，延长后者的血清半衰期；青霉素类药物与氨基糖苷类在体外配伍时，可导致氨基糖苷类失活。

（二）头孢菌素类

1. **禁忌证**　青霉素和头孢菌素类存在一定的交叉过敏，有青霉素过敏性休克病史的患者禁用。

2. **注意事项**　部分头孢菌素类药物可引起双硫仑样反应，饮酒后 24 小时内建议不要使用头孢菌素类药物；用药期间及停药后 7 天内建议不要服用含乙醇的饮料或药物。头孢哌酮可影响凝血功能，有凝血功能异常、血小板减少或联合使用其他抗凝血药时应谨慎；本类药物多数主要经肾脏排泄，中度以上肾功能不全患者应根据肾功能适当调整剂量；中度以上肝功能减退时,头孢哌酮、头孢曲松可能需要调整剂量;氨基糖苷类与第一代头孢菌素注射剂合用可能加重前者的肾毒性,应注意监测肾功能。

3. 特殊人群　头孢菌素类药物的妊娠期分级为 B 级,必要时孕妇可考虑使用。

4. 药物相互作用　第一代头孢菌素具有一定的肾毒性,避免与其他具有肾毒性的药物如万古霉素、氨基糖苷类等合用。

(三)碳青霉烯类

1. 注意事项　碳青霉烯类有诱发癫痫的风险,亚胺培南的风险较高,不宜用于脑膜炎患者,也不宜使用大剂量治疗,必要时可选用美罗培南;亚胺培南输注过快可引起胃肠道反应,通常 0.5g 应输注 20~30 分钟、1g 应输注 40~60 分钟;亚胺培南的溶解度较差,配制浓度不得高于 0.5g/100ml。

2. 特殊人群　孕妇仅在获益大于风险时可考虑使用。

3. 药物相互作用　能使丙戊酸的浓度显著降低,应换用其他抗菌药物或换用其他抗癫痫药;与更昔洛韦联合使用有诱发癫痫的风险。

(四)氨基糖苷类

1. 注意事项　氨基糖苷类药物不宜快速给药,因可增加神经肌肉阻滞风险,建议输注时间为 30~60 分钟;氨基糖苷类药物的组织分布较差,且有较大的不良反应风险,通常用于耐药菌或重症感染患者的联合治疗;肾功能减退患者应用本类药物时需根据其肾功能减退程度减量给药,并应进行血药浓度监测,调整给药方案,实现个体化给药。

2. 特殊人群　多数氨基糖苷类药物的妊娠期分级为 D 级,通常不建议妊娠期使用;哺乳期患者应避免使用或用药期间停止哺乳。

3. 药物相互作用　与其他肾毒性或耳毒性药物联合使用

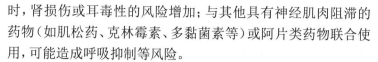

时,肾损伤或耳毒性的风险增加;与其他具有神经肌肉阻滞的药物(如肌松药、克林霉素、多黏菌素等)或阿片类药物联合使用,可能造成呼吸抑制等风险。

4.超说明书用药 氨基糖苷类的组织分布较差,如获益大于风险,可考虑鞘内注射或雾化吸入等给药途径。

(五)四环素类

1.注意事项 与食物同服可减轻胃肠道反应,但食物会影响四环素与多西环素的吸收,米诺环素则不受影响;服药时应多饮水,以避免药物滞留引起食管溃疡和减少胃肠道刺激症状,尤其是临睡前服用时。

2.特殊人群

(1)妊娠期及哺乳期女性:四环素类药物的妊娠期分级为D级,可透过胎盘,对胎儿发育产生毒性作用,抑制胎儿骨骼生长,有引起先天畸形的报道;哺乳期患者应避免使用或用药期间停止哺乳。

(2)儿童:四环素类药物对于8岁以下儿童可能造成牙齿变色、牙釉质发育不全,8岁以下不应使用;必须使用时,8岁以下儿童可短疗程(<10~14天)使用多西环素治疗。

3.药物相互作用 口服时避免与含铝、镁、钙、铁等高价金属离子的药物同时服用;卡马西平、苯妥英钠、苯巴比妥会降低四环素的浓度,造成治疗失败,不应联合使用;避免与青霉素类药物联合,因体外研究发现四环素可降低青霉素的杀菌作用。

(六)大环内酯类

1.特殊人群 红霉素、阿奇霉素的妊娠期分级为B级,孕妇慎用;克拉霉素的妊娠期分级为C级,动物实验显示本药对胚胎及胎仔有毒性作用,故妊娠期慎用。

2.药物相互作用 大环内酯类有延长Q-T间期的作用,与其他延长Q-T间期的药物如唑类抗真菌药、喹诺酮类等联合使用时应注意监测心脏不良反应。红霉素、克拉霉素是强效CYP450 3A4 抑制剂，可增加经 CYP3A4 代谢的药物如辛伐他汀、伊曲康唑等的浓度；而阿奇霉素通常无此影响。

3. 超说明书用药 红霉素、克拉霉素、阿奇霉素等大环内酯类药物可用于囊性纤维化、慢阻肺等结构性肺病患者，用于减少急性加重的发生。

（七）替加环素

1. 注意事项 用于多药耐药菌感染时，有报道替加环素可能需要使用更大的剂量，如每日 200mg；替加环素对铜绿假单胞菌无效，有铜绿假单胞菌感染风险的患者应联合其他抗铜绿假单胞菌的药物。

2. 特殊人群

（1）孕妇：妊娠期分级为 D 级，孕妇不宜使用。

（2）儿童：不推荐 8 岁以下儿童使用。

（八）克林霉素

1. 注意事项 克林霉素具有较高的艰难梭菌相关性腹泻发生率，使用时应谨慎并监测不良反应；因具有神经肌肉阻滞作用，不能快速静脉注射，静脉输液浓度不超过 0.6%。

2. 特殊人群 妊娠期分级为 B 级，孕妇应权衡利弊使用。

3. 药物相互作用 克林霉素具有神经肌肉阻滞作用，与其他具有神经肌肉阻滞的药物（如肌松药、氨基糖苷、多黏菌素等）或阿片类药物联合使用可能造成呼吸抑制等风险。

（九）糖肽类

1. 注意事项 糖肽类主要用于耐药革兰氏阳性球菌感染的治疗；对于甲氧西林敏感金黄色葡萄球菌，耐酶青霉素或第一代头孢菌素的效果优于万古霉素；万古霉素输注过快可引起红人综合征，输液浓度一般不超过 5mg/ml，有液体限制时不超过 10mg/ml，输注时间应大于 60 分钟；万古霉素的治疗窗窄，使用时最好根据治疗药物监测结果个体化调整剂量，通常谷浓度为 10～20μg/ml，重症患者建议为 15～20μg/ml；替考拉宁具有较长的半衰期，使用时必须给予负荷剂量才能快速起效；万古霉素说明书仅推荐静脉滴注，替考拉宁可肌内注射。

2. 特殊人群　万古霉素的妊娠期分级为 C 级（静脉），糖肽类药物在妊娠期不应使用。

3. 药物相互作用　与其他肾毒性药物联合使用时，肾损伤风险增加。

4. 超说明书用药　治疗艰难梭菌相关性腹泻时，万古霉素可复溶后口服给药，通常为 125mg q.6h.；严重或复发病例可用至 500mg q.6h.；中枢感染时，万古霉素可通过鞘内注射，但应关注耳毒性等不良反应。

（十）多黏菌素类

1. 注意事项　多黏菌素类药物输注速度过快时易出现神经肌肉阻滞或周围神经异常，通常输注时间应大于 60 分钟；多黏菌素 B 肌内注射时疼痛明显，通常不推荐肌内注射；尿路感染时应选择多黏菌素 E 甲磺酸盐，硫酸多黏菌素 B 及硫酸多黏菌素 E 在尿路中的浓度较低，不建议使用。

2. 特殊人群　多黏菌素 E 的妊娠期分级为 C 级，多黏菌素类药物在孕妇中的数据有限，安全性不明，应谨慎使用。

3. 药物相互作用　与其他肾毒性药物联合使用时，肾损伤风险增加；多黏菌素类具有神经肌肉阻滞作用，与其他具有神经肌肉阻滞的药物（如肌松药、氨基糖苷、克林霉素等）或阿片类药物联合使用，可能造成呼吸抑制等风险。

4. 超说明书用药　对于肺部感染，多黏菌素可通过雾化吸入给药，但硫酸多黏菌素 B 和硫酸多黏菌素 E 具有一定的气道刺激性，使用时应注意监测不良反应，必要时可在用药前先予沙丁胺醇雾化预防；多黏菌素 E 甲磺酸盐相对安全，更适用于雾化吸入；对于中枢感染，多黏菌素可通过鞘内注射以达到更高的药物浓度。

（十一）达托霉素

1. 注意事项　达托霉素可能影响凝血功能检查中的 PT 和 INR 结果，使其异常升高。

2. 特殊人群　妊娠期分级为 B 级，孕妇使用的资料有限，暂未观察到新生儿不良事件，应权衡利弊使用。

3. 药物相互作用　与他汀类联合使用可能增加肌病的发生风险，应避免联合使用，并监测肌酸激酶。

4. 超说明书用药　达托霉素在以下情况下可能需要超出说明书推荐的剂量，包括左心心内膜炎、肠球菌的 MIC 在 2～4μg/ml、肠球菌相关感染性心内膜炎等。

（十二）利奈唑胺

1. 特殊人群　妊娠期分级为 C 级，动物研究观察到胚胎着床后死亡、胎仔体重减轻、肋软骨融合、胸骨骨化减慢等，人体资料有限，妊娠期应用的安全性尚不明确。

2. 药物相互作用　利奈唑胺具有单胺氧化酶抑制作用，与5- 羟色胺能药物（如 SSRI 类抗抑郁药等）联合使用时可能造成5- 羟色胺综合征，应避免同时使用；与肾上腺素能药物（如多巴胺、肾上腺素等）联合使用时可能造成升压作用增强，联合时肾上腺素能药物应采取小剂量起始方案。

（十三）喹诺酮类

1. 注意事项　对于社区获得性肺炎，经验性治疗时喹诺酮类通常无须联合 β- 内酰胺类；喹诺酮存在涉及多个系统的不良反应和较多的药物相互作用，治疗时应当仔细评估患者的用药风险；治疗尿路感染时莫西沙星因肾脏清除比例较低，应优选环丙沙星或左氧氟沙星。

2. 特殊人群

（1）妊娠期及哺乳期女性：喹诺酮类药物的妊娠期分级为C 级，动物实验表明本药有生殖毒性和母体毒性，孕妇不应使用；药物经乳汁排泄，哺乳期妇女应避免使用或用药期间停止哺乳。

（2）儿童：因影响软骨发育，18 岁以下通常不应使用喹诺酮类药物；目前已有专家共识建议，在无其他有效药物且获益大于风险时，儿童可谨慎使用喹诺酮类药物。

3．药物相互作用　与糖皮质激素联合可增加肌腱炎和肌腱断裂的风险；与非甾体药物联合可增加中枢不良反应；与延长 Q-T 间期的药物（如部分抗心律失常药、唑类抗真菌药等）联合可进一步延长 Q-T 间期，甚至出现严重心律失常；可增加华法林的抗凝作用；口服时与铝、镁、铁、钙等高价阳离子同服可影响喹诺酮类的吸收。

（十四）磺胺类

1．注意事项　磺胺可出现过敏反应，HIV 感染患者的过敏率更高，使用前应询问患者过敏史，并在治疗过程中监测；对于非严重过敏反应患者，必须使用时可尝试脱敏的办法。

2．特殊人群

（1）妊娠期及哺乳期女性：磺胺类药物的妊娠期分级为 D 级，磺胺类在妊娠早期可增加胎儿先天畸形的风险，妊娠期禁用；哺乳期患者应避免使用或用药期间停止哺乳。

（2）儿童：2 个月以下的婴儿禁用。

（十五）硝基咪唑类

1．注意事项　硝基咪唑类药物有双硫仑样反应，饮酒后24 小时内建议不要用药，用药期间及停药后 7 天内建议不要服用含乙醇的饮料或药物。

2．特殊人群　甲硝唑国内说明书规定妊娠期禁用，但妊娠期分级为 B 级，目前尚未观察到有胎儿的不良事件；替硝唑说明书规定妊娠 3 个月内禁用，妊娠期分级为 C 级；奥硝唑说明书规定妊娠早期慎用。

3．药物相互作用　可增加华法林的抗凝作用。

（十六）抗真菌药

1. 两性霉素 B

（1）注意事项：使用时应当小剂量起始，并逐渐增加至目标剂量；必要时可在用药前使用抗组胺药或非甾体抗炎药预防不良反应，如进行鞘内注射时可同时给予地塞米松或氢化可的松，以减轻相关不良反应；输注时间应在 6 小时以上，进口两性霉素 B 脂质体（安浮特克）说明书规定如患者无输液反应，可将输注时间控制在不少于 2 小时；输注过程中应当避光；两性霉素 B 及其脂质体制剂仅能使用葡萄糖注射液稀释。

（2）特殊人群：妊娠期分级为 B 级，孕妇仅在获益大于风险时谨慎使用。

（3）药物相互作用：与其他肾毒性药物联合使用可增加肾损伤风险；两性霉素 B 能降低血钾，肾上腺皮质激素可增加低血钾风险；与洋地黄联合可能增加其毒性反应；与有神经肌肉阻滞的药物联合可能加重其神经肌肉阻滞作用。

2. 唑类

（1）注意事项：氟康唑是唯一以原型经肾脏排泄的唑类抗真菌药，对其敏感的念珠菌导致的尿路感染应首选氟康唑；伊曲康唑具有一定的心脏抑制作用，心力衰竭患者不应使用；泊沙康唑口服混悬液的生物利用度差异大，应餐后服药，并且避免同时使用质子泵抑制剂等升高胃 pH 的药物。

（2）特殊人群：唑类抗真菌药的妊娠期分级为氟康唑 D 级（150mg 顿服为 C 级），伊曲康唑 C 级，伏立康唑 D 级，泊沙康唑 C 级。孕妇不能使用。

（3）药物相互作用：唑类抗真菌药都是 CYP450 酶 3A4、2C9、2C19 等的抑制剂，存在较多的药物相互作用，使用时必须注意；能延长 Q-T 间期，与其他延长 Q-T 间期的药物联合使用时可能出现严重心律失常；升高胃酸的药物如质子泵抑制剂等会减少伊曲康唑口服制剂和泊沙康唑口服混悬液（泊沙康唑肠溶片不受影响)的生物利用度。

3. 棘白菌素类

(1) 注意事项: 棘白菌素类药物极少以原型经肾脏排泄, 不用于尿路感染的治疗。

(2) 特殊人群: 卡泊芬净和米卡芬净的妊娠期分级为 C 级, 动物研究发现有胚胎毒性, 孕妇使用时需权衡利弊。

(十七) 特殊病理和生理状况患者中应用的基本原则

1. 抗菌药物在肾功能不全时的使用　见表 11-12。

表 11-12　抗菌药物在肾功能不全时的使用

肾功能减退时的应用	抗菌药物				
按原治疗剂量的应用	阿奇霉素 多西环素 米诺环素 克林霉素 氯霉素 萘夫西林	头孢哌酮 头孢曲松 莫西沙星 利奈唑胺 替加环素	利福喷丁 利福布汀 利福昔明	卡泊芬净 米卡芬净 伏立康唑口服制剂 伊曲康唑口服液	替硝唑 乙胺嘧啶
轻、中度肾功能减退时按原治疗剂量, 重度肾功能减退时减量应用	红霉素 克拉霉素 苯唑西林 氨苄西林 阿莫西林	美洛西林 哌拉西林	氨苄西林舒巴坦[a] 阿莫西林克拉维酸[a] 哌拉西林他唑巴坦[a] 头孢哌酮舒巴坦[a]	环丙沙星 甲硝唑 达托霉素[a] 氟康唑[a]	利福平 乙胺丁醇 吡嗪酰胺 氟胞嘧啶[a]
轻、中、重度肾功能减退时均需减量应用	青霉素 羧苄西林 替卡西林 阿洛西林 头孢噻吩 头孢唑林	头孢氨苄 头孢拉定 头孢呋辛 头孢孟多 头孢西丁 头孢他啶	头孢唑肟 头孢噻肟 头孢吡肟 拉氧头孢 替卡西林克拉维酸 氨曲南	亚胺培南 美罗培南 厄他培南 氧氟沙星 左氧氟沙星 加替沙星	磺胺甲噁唑 甲氧苄啶

续表

肾功能减退 时的应用	抗菌药物			
避免应用， 确有指征应 用时需在治 疗药物浓度 监测下或按 肌酐清除率 调整给药剂 量	庆大霉素 妥布霉素 奈替米星 阿米卡星 卡那霉素	链霉素 其他氨基 糖苷类	万古霉素 去甲万古霉 素 替考拉宁 多黏菌素 B 多黏菌素 E	两性霉素 B 去氧胆酸盐[b] 伊曲康唑静脉注射液[b,c] 伏立康唑静脉注射液[d]
不宜应用	四环素	呋喃妥因	萘啶酸	

注：[a] 轻度肾功能减退时按原治疗剂量，只有严重肾功能减退者需减量；[b] 该药有明显的肾毒性，虽肾功能减退者无须调整剂量，但可加重肾损伤；[c] 非肾毒性药物，因静脉制剂中的赋形剂（环糊精）蓄积，当肌酐清除率（CrCl）<30ml/min 时避免应用或改口服；[d] 非肾毒性药物，因静脉制剂中的赋形剂（环糊精）蓄积，当肌酐清除率（CrCl）<50ml/min 时避免应用或改口服。

2. 抗菌药物在肝功能不全时的使用　见表 11-13。

表 11-13　抗菌药物在肝功能不全时的使用

肝功能减退 时的应用	抗菌药物			
按原治疗剂 量应用	青霉素 头孢唑林 头孢他啶	庆大霉素 妥布霉素 阿米卡星 其他氨基 糖苷类	万古霉素 去甲万古霉 素 多黏菌素类 达托霉素[a]	氧氟沙星 左氧氟沙星 诺氟沙星 利奈唑胺[a]	米卡芬净
严重肝病时 减量慎用	哌拉西林 阿洛西林 美洛西林 羧苄西林	头孢噻吩 头孢噻肟 头孢曲松 头孢哌酮	替加环素 甲硝唑	环丙沙星 氟罗沙星	伊曲康唑 伏立康唑[a] 卡泊芬净[a]
肝病时减量 慎用	红霉素	培氟沙星	异烟肼[b]	克林霉素	林可霉素

续表

肝功能减退时的应用	抗菌药物				
肝病时避免应用	红霉素酯化物	两性霉素B 咪康唑	磺胺类 利福平	四环素	氯霉素

注：ᵃ在严重肝功能不全者中的应用目前尚无资料；ᵇ活动性肝病时避免应用。

3. 抗菌药物在老年患者中的使用

（1）老年患者，尤其是高龄患者接受主要经肾排泄的青霉素类、头孢菌素类和其他β-内酰胺类抗菌药物时，可按轻度肾功能减退减量给药。

（2）老年患者宜选用毒性低并具杀菌作用的抗菌药物，无用药禁忌证者可首选青霉素类、头孢菌素类等β-内酰胺类抗菌药物；氨基糖苷类具有耳、肾毒性，应尽可能避免应用；万古霉素、去甲万古霉素、替考拉宁等药物应在有明确的应用指征时慎用，必要时进行血药浓度监测，并据此调整剂量，使给药方案个体化。

4. 抗菌药物在新生儿患者中的使用

（1）新生儿期肝、肾均未发育成熟，肝代谢酶产生不足或缺乏，肾清除功能较差，因此新生儿感染时应避免应用毒性大的抗菌药物，包括主要经肾排泄的氨基糖苷类、万古霉素、去甲万古霉素等，以及主要经肝代谢的氯霉素等。确有应用指征时，需进行血药浓度监测，据此调整给药方案，个体化给药。

（2）新生儿期避免应用可影响新生儿生长发育的四环素类、喹诺酮类，以及可导致胆红素脑病及溶血性贫血的磺胺类和呋喃类药物。

（3）新生儿期由于肾功能尚不完善，主要经肾排出的青霉素类、头孢菌素类等β-内酰胺类药物需减量应用，以防止药物在体内蓄积导致严重中枢神经系统毒性反应的发生。

（4）新生儿的组织器官日益成熟，抗菌药物在新生儿中的药代动力学亦随日龄增长而变化，因此使用抗菌药物时应按日龄调整给药方案。

5. 抗菌药物在小儿患者中的使用

（1）氨基糖苷类：该类药物有明显的耳、肾毒性，小儿患者应避免应用。临床有明确应用指征且又无其他毒性低的抗菌药物可供选用时方可选用，并在治疗过程中严密观察不良反应；有条件者应进行血药浓度监测，根据结果个体化给药。

（2）糖肽类：该类药有一定的耳、肾毒性，小儿患者仅在有明确指征时方可选用；在治疗过程中应严密观察不良反应，有条件者应进行血药浓度监测，个体化给药。

（3）四环素类：可导致牙齿黄染及牙釉质发育不良，不可用于 8 岁以下小儿。

（4）喹诺酮类：由于对骨骼发育可能产生不良影响，该类药物避免用于 18 岁以下的未成年人。

6. 抗菌药物在妊娠期和哺乳期患者中的使用

（1）妊娠期患者抗菌药物的应用：对胎儿有致畸或明显毒性作用者，如利巴韦林，妊娠期禁用；对母体和胎儿均有毒性作用者，如氨基糖苷类、四环素类等，妊娠期避免应用；但在有明确的应用指征，经权衡利弊，用药时患者的受益大于可能的风险时，也可在严密观察下慎用。氨基糖苷类等抗菌药物有条件时应进行血药浓度监测。

（2）药物毒性低，对胎儿及母体均无明显影响，也无致畸作用者，妊娠期感染时可选用。如青霉素类、头孢菌素类等 β- 内酰胺类抗菌药物。

（3）哺乳期患者应避免使用乳汁中分泌量较高的抗菌药物，如氟喹诺酮类、四环素类、大环内酯类、氯霉素、磺胺甲噁唑、甲氧苄啶、甲硝唑等；青霉素类、头孢菌素类等 β- 内酰胺类和氨基糖苷类等在乳汁中的含量低。

（4）抗菌药物均存在对乳儿的潜在影响，并可能出现不良反应。哺乳期患者应用任何抗菌药物时均宜暂停哺乳。

（孔旭东、陆进撰写，杨阳、《共识》专家组审阅）

参 考 文 献

[1]《抗菌药物临床应用指导原则》修订工作组. 抗菌药物临床应用指导原则（2015 年版）[M]. 北京：人民卫生出版社，2015.

[2] 陈新谦，金有豫，汤光. 陈新谦新编药物学. 18 版. 北京：人民卫生出版社，2018.

[3] Sanford Guide Antimicrobial Therapy. http://webedition.sanfordguide. com.

[4] Lexicomp. http://online.lexi.com.

第十二章

抗肿瘤细胞毒性药物处方
审核要点专家共识

一、抗肿瘤细胞毒性药物概述

传统细胞毒性药物作为抗肿瘤药治疗的基石，有以下特点：毒性大，安全范围窄，容易产生耐药性，需严格按照体表面积或体重计算给药剂量；需要根据患者个体情况（治疗目标、年龄、肝和肾功能、血液学指标等）进行药物选择和给药剂量调整；部分药物需要有针对性地进行化疗前的预处理；给药顺序、给药速度或给药时间可能影响疗效与毒性。

本章所述的药物治疗范围涵盖主要实体瘤如肺癌、乳腺癌、食管癌、胃癌、结直肠癌、胰腺癌、卵巢癌、前列腺癌等恶性肿瘤类型，血液系统肿瘤常用治疗药物请见第十五章。

二、抗肿瘤细胞毒性药物分类与特点

目前国际上临床常用的抗肿瘤药约百余种。传统分类方法根据药物的来源和作用机制，将抗肿瘤药分为烷化剂、抗代谢药、抗肿瘤抗生素、植物类、激素类和其他（包括铂类、门冬酰胺酶和靶向治疗）共六大类。也可根据药物对细胞增殖动力学的影响不同，将抗肿瘤药分为细胞周期特异性药物和细胞周期非特异性药物。还有学者根据药物作用的分子靶点，将抗肿瘤药分为作用于 DNA 化学结构、影响核酸合成、作用于核酸转录、影响蛋白质合成、拓扑异构酶抑制剂和其他类。这几种分类方法各有优劣，但都未能全面概括所有抗肿瘤药，本章以传统分类方法为主总结了国内批准上市的传统抗肿瘤细胞毒性药物的处方审核要点。

烷化剂是临床最早使用的细胞毒性药物，抗瘤谱较广、抗肿瘤活性强、应用广泛，主要分以下几类：氮芥类、亚硝基脲类、乙撑亚胺类、甲烷磺酸酯类等。烷化剂对肿瘤细胞和正常细胞的选择性不强，对人体生长较快的组织有损伤和抑制作用，不良反应多。烷化剂可能导致严重的骨髓抑制，在高剂量时表现更为明显，同时有致癌、致畸、致突变风险。其中，环磷酰胺和异环磷酰胺存在特异性不良反应出血性膀胱炎，在使用中应掌握剂量和疗程，并定期检查血象等指标。

抗代谢药因化学结构与体内的某些代谢物相似，但不具备其功能，从而干扰核酸蛋白质的生物合成和利用，导致肿瘤细胞死亡。抗代谢药主要分以下几类：二氢叶酸还原酶抑制剂，代表药物为甲氨蝶呤、培美曲塞等；胸腺核苷合成酶抑制剂，代表药物为氟尿嘧啶、卡培他滨等；DNA 聚合酶抑制剂，代表药物为吉西他滨、阿糖胞苷等。其中氟尿嘧啶是消化道肿瘤的基本治疗药物以及乳腺癌常用方案组成药物之一，口服吸收不稳定，临床多采用持续静脉滴注（泵入）、动脉注射或腔内注射。

抗肿瘤抗生素是由微生物代谢产生的具有抗肿瘤活性的化学物质。根据化学结构不同，作用机制各异，主要分为以下几类：蒽环类、多肽及蛋白质类、双烯二炔类、大环内酯类等。蒽环类是临床使用最广泛的一类抗肿瘤抗生素，主要作用于 DNA分子结构，抗瘤谱广，广泛应用于治疗血液系统恶性肿瘤和实体肿瘤，不良反应随剂量增加明显增加，尤其是心脏毒性，使用中要注意不能超过最大累积剂量。

植物来源的抗肿瘤药及衍生物按照作用机制又分为拓扑异构酶抑制剂、干扰有丝分裂及抗微管药物等。拓扑异构酶抑制剂的代表药物有依托泊苷、伊立替康等；作用于有丝分裂 M 期、干扰微管蛋白合成的代表药物有长春新碱、长春瑞滨、紫杉醇、多西他赛等。紫杉醇因特殊溶媒聚氧乙烯蓖麻油可能导致严重的过敏反应，需要常规进行预处理；而注射用紫杉醇（白蛋白结合型）不含聚氧乙烯蓖麻油，所以没有预处理要求。

铂类抗肿瘤药广泛用于各种恶性肿瘤的临床治疗。顺铂是第一代铂类抗肿瘤药，大剂量应用会造成肾损伤，使用过程需要充分水化。卡铂为第二代铂类抗肿瘤药，与顺铂的作用机制相同，但肾毒性低于顺铂。奥沙利铂是第三代铂类抗肿瘤药，不良反应主要表现为胃肠道反应、骨髓抑制以及神经毒性。

常用细胞毒性药物的药理作用分类与特点见表12-1。

表 12-1　常用细胞毒性药物的药理作用分类与特点

药物分类	代表药物	作用特点
烷化剂	环磷酰胺、异环磷酰胺、卡莫司汀、替莫唑胺	细胞周期非特异性药物。该类药物的抗瘤谱广，一般在体内半衰期短，毒性较大
抗代谢药	甲氨蝶呤、氟尿嘧啶、吉西他滨、卡培他滨、替加氟、培美曲塞	细胞周期特异性药物，多数作用于核酸合成
抗肿瘤抗生素	放线菌素 D、丝裂霉素、博来霉素、柔红霉素、多柔比星、表柔比星、吡柔比星	细胞周期非特异性药物，对增殖和非增殖细胞具有杀伤作用
植物来源的抗肿瘤药及衍生物	长春新碱、依托泊苷、长春瑞滨、伊立替康、紫杉醇、多西他赛	植物类的抗癌成分繁杂，作用机制也各有不同
铂类	顺铂、卡铂、奥沙利铂、奈达铂	细胞周期非特异性药物
其他	托泊替康	细胞周期特异性药物

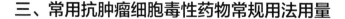

三、常用抗肿瘤细胞毒性药物常规用法用量

大多数细胞毒性药物的剂量 - 反应关系曲线比较陡峭且治疗指数窄。给药剂量的偏差可能导致一些患者出现严重甚至致命的毒性，而对另一些患者却可能剂量不足。对于大多数细胞毒性药物，为了尽量减小药物暴露的个体间差异，除了针对卡铂采取基于血药浓度 - 时间曲线下面积（area under the plasma concentration-time curve，AUC）的给药方案外，多根据体型［体重、体表面积（body surface area，BSA）］来使剂量标准化。本章中所列的常用剂量主要以国家药品监督管理局（National Medical Products Administration，NMPA）批准的药品说明书中的用法用量为准，需要进行剂量调整时，应根据患者的具体情况（如肝、肾功能和化疗的副作用等）具体考虑。大多数细胞毒性药物的溶媒为生理盐水、5% 葡萄糖注射液和注射用水，部分药物因为稳定性等原因要求必须使用某种溶媒，在审核时需要特别关注；也有一些药物的治疗成分相同，但因不同厂家的生产工艺不同，选择溶媒的范围有所不同，具体药物以说明书推荐为准。多数药物有浓度限制，一般限制范围相对较宽，腔内（胸腔、腹腔）给药的浓度可能会超过限制浓度。静脉滴注是细胞毒性药物的主要给药方式，输注时间可能影响药物疗效及不良反应，输注时间过长有可能影响某些药物的稳定性。因此，一些药物列出了输注时间限制，以期通过最佳输注时间获得安全有效的临床效果。

实体瘤常用细胞毒性药物的常规用法用量见表 12-2。

表 12-2 实体瘤常用细胞毒性药物的常规用法用量

药物名称	常规剂量与周期	溶媒与浓度	给药途径与输注时间
环磷酰胺	持续治疗：3～6mg/kg（120～140mg/m²）q.d. 间断治疗：10～15mg/kg（400～600mg/m²）q.2～5d. 大剂量冲击：20～40mg/kg（800～1 600mg/m²）q.3～4w.	NS	静脉滴注
	50～100mg q.d. 或 b.i.d.	—	口服
异环磷酰胺	分次给药：1.2～2.4mg/m²，d1～5 单次大剂量给药：5g/m²（125mg/kg）q.3～4w. 最大剂量：8g/m²（200mg/kg）q.3～4w.	5% GS 或 NS 或林格液	静脉滴注
卡莫司汀	100mg/m² q.d.，连用 2～3d，q.6～8w.；或 200mg/m² 1 次，q.6～8w.	5% GS 或 NS	静脉滴注
替莫唑胺	同步放化疗：75mg/m² q.d. 维持治疗：150～200mg/m²，d1～5，q.4w.	—	口服
卡培他滨	单药化疗：1 250mg/m² b.i.d.，连用 2 周停 1 周 联合化疗：1 000mg/m² b.i.d.，连用 2 周停 1 周	—	口服
吉西他滨	单药化疗：1 000mg/m²，d1、8、15，q.4w. 联合化疗：1 250mg/m²，d1、8，q.3w.；1 000mg/m²，d1、8、15，q.4w.	NS，浓度不超过 40mg/ml	静脉滴注
替加氟	复方成分中的替加氟含量：BSA<1.25m² 者 40mg b.i.d.；1.25<BSA<1.5m² 者 50mg b.i.d.；BSA>1.5m² 者 60mg b.i.d.	—	口服
培美曲塞	500mg/m² q.3w.	NS	静脉滴注

续表

药物名称	常规剂量与周期	溶媒与浓度	给药途径与输注时间
放线菌素D	300～400μg（6～8μg/kg），d1～10，q.2w.	NS	静脉滴注
博来霉素	15～30mg（效价）的博来霉素	NS、GS 或灭菌注射用水，浓度不超过 1mg（效价）/ml	肌内注射或皮下注射
	5～15mg（效价）	5% GS 或 NS	动脉注射
	15～30mg（效价）	5% GS 或 NS	静脉注射
柔红霉素	每个疗程的用量：成人 0.4～1.0mg/kg，儿童 1.0mg/kg，3～5 次，q.d. 或 q.o.d.	NS	静脉滴注
多柔比星	单药化疗：50～75mg/m²，d1；或 20mg/m²，d1～3，q.3～4w. 联合化疗：30～40mg/m²，q.3w.；或 25mg/m²，q.w.，连用 2 周	5% GS 或 NS（不同厂家的溶媒规定不同）	静脉滴注
多柔比星脂质体	20mg/m² q.2～3w.	5% GS，本品 <90mg 时用 250ml，≥90mg 时用 500ml	静脉滴注 30min 以上
表柔比星	单药化疗：60～120mg/m² 高剂量用于肺癌和乳腺癌：单独用药为 135mg/m² q.3～4w.；联合化疗为 120mg/m² q.3～4w.	NS（不同厂家的溶媒规定不同），浓度不超过 2mg/ml	静脉滴注
	浅表性膀胱癌：50mg q.w.，灌注 8 次。或 50mg q.w.，共 4 次；然后 50mg q.m.，共 11 次	NS 或灭菌注射用水	膀胱内给药
吡柔比星	25～40mg/m²	5% GS	静脉注射
	头颈部癌：7～20mg/m² q.d.，5～7d；或 14～25mg/m² q.w.	5% GS	动脉注射
	15～30mg/m²	5% GS 稀释至 500～1 000μg/ml	膀胱内注射，保留 1～2h

续表

药物名称	常规剂量与周期	溶媒与浓度	给药途径与输注时间
长春新碱	成人：$1\sim1.4mg/m^2$ q.w. 儿童：$50\sim75\mu g/kg$ 或 $2mg/m^2$ q.w.	NS	静脉滴注
依托泊苷	实体瘤：$60\sim100mg/m^2$，d1~3/5，q.3/4w. 儿童：$100\sim150mg/m^2$，d1~3/4	NS，浓度不超过 0.25mg/ml	静脉滴注时间不少于30min
	单药化疗：$60\sim100mg/m^2$ q.d.，连用10d，每3~4w重复 联合化疗：$50mg/m^2$ q.d.，连用3d 或 5d	—	宜餐前口服
长春瑞滨	$25\sim30mg/m^2$，d1、8，q.3w.	NS	$15\sim20min$内静脉滴注
	单药化疗：$60\sim80mg/m^2$ q.w. 联合化疗：$60mg/m^2$，d1、8，q.3w.	—	用餐时口服
伊立替康	单药化疗：$125mg/m^2$ q.w.，连用4周停2周；或 $300\sim350mg/m^2$ q.3w. 联合化疗：$180mg/m^2$ q.2w.	5% GS 或 NS，浓度为 $0.12\sim2.8mg/ml$	静脉滴注
紫杉醇	$135\sim175mg/m^2$ q.3w.；或 $100mg/m^2$ q.2w.	5% GS、NS 或林格液，浓度范围为 $0.3\sim1.2mg/ml$	静脉滴注 3h 以上
注射用紫杉醇（白蛋白结合型）	$100\sim260mg/m^2$	NS	静脉滴注至少 30min
多西他赛	$60\sim100mg/m^2$	5% GS 或 NS，浓度不超过 0.74mg/ml	静脉滴注
顺铂	$50\sim100mg/m^2$ q.3/4w. $15\sim20mg/m^2$，d1~5，q.3/4w.	NS	静脉滴注

续表

药物名称	常规剂量与周期	溶媒与浓度	给药途径与输注时间
卡铂	$200\sim400mg/m^2$ 或公式法时 AUC $4\sim6$	5% GS，原研进口产品根据说明书可选择 NS	静脉滴注
奥沙利铂	$85mg/m^2$ q.2w.；或 $130mg/m^2$ q.3w.	5% GS	静脉滴注 $2\sim6h$
奈达铂	$80\sim100mg/m^2$ q.3~4w.	NS	静脉滴注不少于 1h
托泊替康	$1.2mg/m^2$，d1~5，q.3w.	5% GS 或 NS	静脉滴注

四、常用抗肿瘤细胞毒性药物处方审核要点

（一）预处理

为了预防不良反应、减轻毒副作用，一些细胞毒性药物说明书明确列出了预处理的药物和使用时间，这也是药师应重点关注的地方。同时也应注意到，随着循证医学证据的不断丰富，预处理药物的给药时间可能会变化。如为了防止发生严重的过敏反应，紫杉醇用药前 12 小时和 6 小时各口服地塞米松 10mg，导致很多患者需要在凌晨服用预处理药物，说明书修改为给药前 30~60 分钟静脉滴注地塞米松 20mg 后极大地方便了患者，药师应该及时关注到这些变化并提醒临床医师，为安全用药保驾护航。

需预处理的抗肿瘤细胞毒性药物见表 12-3。

表 12-3　需预处理的抗肿瘤细胞毒性药物

药物名称	预处理
培美曲塞	叶酸：治疗开始前 7d 内至少口服 5d 叶酸，整个用药周期内应连续服用，直至末次用药结束后 21d 才能停止。叶酸的推荐剂量为 350~1 000μg/d，常用剂量为 400μg/d

续表

药物名称	预处理
培美曲塞	维生素 B_{12}：首次治疗前 1 周内肌内注射 1mg，治疗过程中每 3 个周期肌内注射 1 次，以后的维生素 B_{12} 给药可与培美曲塞用药在同一天进行 地塞米松：治疗前 1d、当天和治疗后 1d 应口服地塞米松 4mg b.i.d.，以减少皮疹的发生
紫杉醇	苯海拉明 20mg（或其他同类药物）在给药前 30～60min 肌内注射或口服；西咪替丁 0.4g 或雷尼替丁 50mg 静脉注射；地塞米松给药前 12h 和 6h 各 10mg 口服或给药前 30～60min 静脉注射 20mg
多西他赛	糖皮质激素如地塞米松在多西他赛治疗前 1d、当天和治疗后 1d 8mg b.i.d. 口服
异环磷酰胺 / 大剂量环磷酰胺	水化利尿，同时给予美司钠，单次常用剂量为环磷酰胺、异环磷酰胺剂量的 20%，共 3 次；给药时间为 0h（与环磷酰胺、异环磷酰胺在同一时间）、4h 及 8h
顺铂	为预防本品的肾毒性，需充分水化：使用前 12h 补充至少 2 000ml，使用当天输注等渗溶液 3 000～3 500ml，可加入氯化钾、甘露醇及呋塞米，治疗日尿量保持 2 000～3 000ml
奈达铂	加生理盐水 500ml 静脉滴注，之后继续水化 1 000ml 以上

（二）典型细胞毒性药物处方审核要点

1. 表柔比星

（1）适应证：非常广泛，包括恶性淋巴瘤、乳腺癌、肺癌、软组织肉瘤、食管癌、胃癌、肝癌、胰腺癌、黑色素瘤、结直肠癌、卵巢癌、多发性骨髓瘤、白血病。膀胱内给药有助于浅表性膀胱癌、原位癌的治疗和预防其经尿道切除术后的复发。

（2）用法用量：表柔比星经肝脏系统排泄，故肝功能不全者应减量，以免蓄积中毒。胆红素 1.4～3mg/dl 或者 AST 为 2～4 倍正常值上限者推荐的起始剂量为原起始剂量的 1/2；胆红素

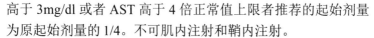

高于 3mg/dl 或者 AST 高于 4 倍正常值上限者推荐的起始剂量为原起始剂量的 1/4。不可肌内注射和鞘内注射。

（3）注意事项：可导致心肌损伤、心力衰竭，因此治疗前需要进行心脏功能的评估，整个治疗期间需要监测心脏情况，定期监测左室射血分数（LVEF）。任何具有潜在心脏毒性的药物联合用药时应慎重。辅助治疗乳腺癌时，临床试验中的最大累积剂量为 720mg/m²。

（4）禁忌证：静脉给药的禁忌证包括持续骨髓抑制、严重肝损伤、心肌病、最近发作过心肌梗死、严重心律不齐，以及已用过最大累积剂量的表柔比星和 / 或其他蒽环类药物（如多柔比星或柔红霉素）或蒽二酮类药物；膀胱内给药的禁忌证包括尿路感染、膀胱炎症、血尿。

（5）配伍禁忌：表柔比星不可与肝素混合注射，因为两者的化学性质不配伍，在一定浓度时会发生沉淀反应。

2．氟尿嘧啶

（1）适应证：非常广泛，主要用于治疗消化道肿瘤，较大剂量时用于治疗绒毛膜上皮癌；也用于治疗乳腺癌、卵巢癌、肺癌、宫颈癌、膀胱癌及皮肤癌等。

（2）用法用量：氟尿嘧啶静脉注射或静脉滴注所用的剂量相差较大。单药静脉注射的剂量一般为 10～20mg/kg，连用 5～10 天，每个疗程 5～7g。若为静脉滴注，通常 300～500mg/m²，连用 3～5 天，每次静脉滴注时间不得少于 6～8 小时；可用输液泵连续给药维持 24 小时。治疗原发性或转移性肝癌多采用动脉给药。腹腔注射的剂量为 500～600mg/m² q.w.，2～4 次为 1 个疗程。

（3）禁忌证：哺乳期和妊娠初期 3 个月内禁用；伴发水痘或带状疱疹时禁用；衰弱的患者禁用。

（4）有临床意义的药物相互作用：与甲氨蝶呤合用，应先给予甲氨蝶呤 4～6 小时后再给予氟尿嘧啶，否则会降低氟尿嘧啶的疗效；与四氢叶酸合用，应先给予四氢叶酸，再用氟尿嘧啶可增加其疗效。

（白帆撰写，杨珺、《共识》专家组审阅）

参 考 文 献

[1] 石远凯，孙燕. 临床肿瘤内科手册. 6 版. 北京：人民卫生出版社，2015.

[2] 陈新谦，金有豫，汤光. 陈新谦新编药物学. 18 版. 北京：人民卫生出版社，2018.

第十三章

抗肿瘤内分泌治疗药物处方审核要点专家共识

一、抗肿瘤内分泌药物治疗概述

激素是一类对机体起调节作用的内源性化学物质,其体内水平与许多肿瘤的发生和发展有密切的关系。对激素依赖性肿瘤,如激素受体阳性乳腺癌、前列腺癌以及部分妇科肿瘤,可以通过调节激素水平来抑制肿瘤生长。内分泌治疗已经成为乳腺癌、前列腺癌全身治疗的主要手段之一。

目前乳腺癌主要分为雌激素受体(ER)阳性、人表皮生长因子受体2(HER2)阳性、孕激素受体(PR)阳性及三阴性乳腺癌。内分泌药物治疗是激素受体阳性乳腺癌患者全身治疗的一线选择,是选择性靶向治疗最早的成功案例。内分泌治疗广泛应用于激素受体阳性晚期乳腺癌的治疗、手术后的辅助治疗和手术前的新辅助治疗。近年来,乳腺癌内分泌抗肿瘤药在不断发展,主要有以下几类:抗雌激素类药(雌激素受体调节剂、雌激素受体下调剂)、芳香化酶抑制剂、孕激素、卵巢功能抑制剂(如促性腺激素释放激素类似物(GnRHa)。

前列腺癌内分泌治疗又称雄激素剥夺疗法,治疗药物主要有以下几类:雌激素、孕激素、抗雄激素类药、去势治疗药物(如 GnRHa)。大剂量雌激素治疗是前列腺癌内分泌治疗起始阶段的金标准,然而由于其对患者心理、生理的双重打击以及严重的心血管不良反应,目前已经逐渐被新型抗雄激素类药及去势治疗药物所替代，临床较少应用，因此本章内容不涉及雌激素类药物处方审核要点。

二、抗肿瘤内分泌治疗药物分类与特点

目前临床常用的抗肿瘤内分泌治疗药物根据作用机制不同，可以分为抗雌激素类药、抗雄激素类药、促黄体素释放激素（LHRH）激动剂/拮抗剂及芳香化酶抑制剂四类。绝经前患者的雌激素主要来源于卵巢，优先选择抗雌激素类药抑制卵巢产生雌激素。绝经后女性主要通过体内的脂肪、肌肉、肝脏等分泌的雄激素经芳香化酶的作用转化成雌激素，因此绝经后患者的治疗首选芳香化酶抑制剂阻断雄激素向雌激素转化，从而下调体内的雌激素水平。根据与雌激素受体结合后的作用特点，抗雌激素类药分为雌激素受体调节剂与雌激素受体下调剂。芳香化酶抑制剂根据化学结构分为非甾体类与甾体类芳香化酶抑制剂。

抗雄激素类药主要通过竞争性阻断雄激素与前列腺细胞上的雄激素受体结合，进而阻断雄激素发挥作用。常用的抗雄激素类药主要分为两类：一类为类固醇类药物，如醋酸甲地孕酮和醋酸环丙孕酮，该类药物由于具有孕激素和糖皮质激素活性，副作用较大，临床上极少单独使用；另一类为非固醇类药物，如比卡鲁胺、氟他胺。内分泌治疗一两年后多会复发，此时进入去势耐受阶段，新型抗雄激素类药阿比特龙成为耐药前列腺癌患者的选择。抗雄激素类药既可单一用药，也可联合去势治疗使用。

促性腺激素释放激素（GnRH）是由下丘脑分泌的肽类激素，从下丘脑每隔 90 分钟释放 1 次，与垂体的 LHRH 受体结合生成和释放黄体生成素（LH）和卵泡刺激素（FSH）。GnRHa 能够抑制 FSH 的生成和释放，降低体内的雌二醇或睾酮含量，从

而达到治疗乳腺癌、子宫肌瘤、前列腺癌等肿瘤疾病的目的。目前临床常用的有戈舍瑞林、亮丙瑞林和曲普瑞林,三者的疗效相近。

抗肿瘤内分泌治疗药物的药理作用与适应证见表13-1。

表 13-1 抗肿瘤内分泌治疗药物的药理作用与适应证

药物名称	药理作用	适应证
雌激素受体调节剂		
他莫昔芬 托瑞米芬	结构与雌激素相似,在靶器官内和雌二醇竞争雌激素受体(ER),激动或抑制体内的正常雌激素发挥作用,从而封闭 ER 所介导的细胞增殖活性而呈现抗肿瘤作用	雌激素受体阳性乳腺癌
雌激素受体下调剂		
氟维司群	一种新的雌激素受体下调剂,亲和力较他莫昔芬高,且与他莫昔芬不同。氟维司群与 ER 结合后可迅速激发受体发生形态改变,降低雌激素受体浓度而阻断雌激素调节的肿瘤细胞基因转录通路	内分泌治疗后复发或治疗中进展的绝经后(自然绝经或人工绝经)雌激素受体阳性局部晚期或转移性乳腺癌
非甾体类芳香化酶抑制剂		
阿那曲唑 来曲唑	通过与细胞色素酶亚单位的血红蛋白竞争性结合而发挥作用	绝经后(自然绝经或人工绝经)雌激素受体阳性乳腺癌
甾体类芳香化酶抑制剂		
依西美坦	与雄烯二酮底物的结构相似,直接抑制芳香化酶活性	绝经后(自然绝经或人工绝经)雌激素受体阳性乳腺癌
抗雄激素类药		
比卡鲁胺	与雄激素竞争结合雄激素受体配体结合区形成复合物,抑制雄激素受体转录激活,进而抑制前列腺癌细胞生长增殖	前列腺癌

续表

药物名称	药理作用	适应证
氟他胺	与雄激素竞争肿瘤部位的雄激素受体，阻滞细胞对雄激素的摄取，抑制雄激素与靶器官结合，从而抑制肿瘤细胞生长	前列腺癌
阿比特龙	抑制代谢酶 CYP17A1 的活性，抑制脱氢表雄酮的产生，进而减少肾上腺及前列腺癌细胞中双氢睾酮的产生	与泼尼松或泼尼松龙合用治疗转移性去势抵抗性前列腺癌；新诊断的高危转移性内分泌治疗敏感性前列腺癌
GnRHa		
戈舍瑞林	是一种人工合成的与 LHRH 类似的多肽激素，与腺垂体的受体结合，刺激垂体释放黄体生成素和卵泡刺激素。通过不同的氨基酸替代其第 6 位氨基酸和 C 末端甘氨酰胺，衍生出不同的 LHRH 类似物	前列腺癌、绝经前及围绝经期乳腺癌
亮丙瑞林		前列腺癌、雌激素受体阳性绝经前或围绝经期乳腺癌
曲普瑞林		前列腺癌

三、抗肿瘤内分泌治疗药物常规用法用量

抗肿瘤内分泌治疗药物的常规用法用量见表 13-2。

表 13-2 抗肿瘤内分泌治疗药物的常规用法用量

药物名称	常规剂量/（mg/次）	最大剂量	给药频次	给药时间	给药途径
他莫昔芬	10	40mg/d	b.i.d.	—	口服
托瑞米芬	40～60	60mg/d	q.d.	—	口服
氟维司群	500	500mg/28d	q.28d.	首次使用，第 15 日需增加 1 次 500mg	肌内注射
阿那曲唑	1	1mg/d	q.d.	—	口服

续表

药物名称	常规剂量/ （mg/次）	最大剂量	给药 频次	给药时间	给药途径
来曲唑	2.5	2.5mg/d	q.d.	—	口服
依西美坦	25	25mg/d	q.d.	餐后服用	口服
比卡鲁胺	50	150mg/d	q.d.	应在开始用LHRH类似物治疗之前至少3d开始	口服
氟他胺	250	750mg/d	q.8h.	与去势治疗同时开始或提前24h使用；与放疗联合，应在放疗前8周开始使用	口服
阿比特龙	1 000	1 000mg/d	q.d.	空腹整片吞服	口服
戈舍瑞林	3.6	3.6mg/28d	q.28d.	—	皮下注射
	10.8	10.8mg/12w	q.12w.		
亮丙瑞林	3.75	3.75mg/28d	q.28d.	—	皮下注射
	11.25	11.25mg/12w	q.12w.		
曲普瑞林	3.75	3.75mg/28d	q.28d.	—	肌内注射
	15	15mg/12w	q.12w.		

四、抗肿瘤内分泌治疗药物处方审核要点

（一）他莫昔芬

1. 禁忌证　有眼底疾病者。

2. 特殊人群

（1）妊娠期及哺乳期女性：禁用。

（2）本品不适用于儿童。

（3）肝、肾功能异常者：慎用。

3. 注意事项　视力障碍者慎用。

4. 药物相互作用　抗酸药在胃内改变 pH,可使本品的肠衣提前分解,增加胃肠道刺激作用;雌激素可降低药物的抗肿瘤疗效;本品可增强抗凝血药的药效,两者不宜合用。

(二)托瑞米芬

1. 禁忌证　患有子宫内膜增生症者禁止长期服用本药;禁用于已证实的 Q-T 间期延长者、电解质紊乱者、临床相关的心动过缓或伴左室射血分数降低的心力衰竭者、有心律失常史者。

2. 特殊人群

(1)妊娠期及哺乳期女性:禁用。

(2)本品不适用于儿童。

(3)严重肝衰竭的患者禁用,肝损伤者慎用。

3. 注意事项　既往有血栓性疾病史的患者一般不接受本品治疗;非代偿性心功能不全及严重心绞痛患者慎用;Q-Tc 间期 >500ms 者不应使用本品;运动员慎用。

4. 药物相互作用　禁止与ⅠA 类或Ⅲ类抗心律失常药、神经松弛剂、莫西沙星、红霉素、戊双脒、卤泛曲林、特非那定、阿司咪唑、咪唑斯汀、西沙必利、长春胺、苄普地尔、二苯马尼合用;CYP3A4 酶抑制剂、红霉素和三乙酰夹竹桃霉素均可抑制本药代谢;CYP3A4 诱导剂如苯妥英钠、苯巴比妥、卡马西平可加速本药代谢,使稳态血药浓度下降;抗雌激素类药与华法林类抗凝血药有协同作用,可引起出血时间严重延长,应避免同用。

(三)氟维司群

1. 特殊人群

(1)妊娠期及哺乳期女性:禁用。

(2)严重肝损伤患者:禁用。

2. 注意事项　严重肾损伤患者(肌酐清除率 <30ml/min)、轻至中度肝损伤患者、出血体质者、血小板减少症者、正接受抗凝血药治疗的患者慎用。

（四）芳香化酶抑制剂

1. 禁忌证　绝经前患者。

2. 特殊人群

（1）妊娠期及哺乳期女性：禁用。

（2）本药不推荐用于儿童。

（3）严重肾损伤患者（肌酐清除率 <30ml/min）禁用阿那曲唑；肌酐清除率<10ml/min 的患者慎用来曲唑；中至重度肝损伤患者禁用阿那曲唑；重度肝损伤可明显提高来曲唑的血药浓度与半衰期，应在密切监测下谨慎使用；有肝肾功能损害的患者应慎用依西美坦。

3. 注意事项　患有半乳糖不耐受、原发性肠乳糖酶缺乏或葡萄糖 - 半乳糖吸收不良遗传疾病者不应服用阿那曲唑；治疗过程中应监测骨密度变化，并在需要时进行对症治疗。

4. 药物相互作用　不得与其他含雌激素的药物同时使用；强效 CYP3A4 诱导剂如利福平、抗惊厥药（苯妥英钠、卡马西平等）及某些含圣·约翰草提取物的中草药制剂可以显著减少依西美坦的暴露量，可能会降低本品的疗效。因此，依西美坦与经 CYP3A4 代谢和治疗窗窄的药物合用时应谨慎。

（五）雄激素受体拮抗剂——比卡鲁胺、氟他胺

1. 特殊人群

（1）妊娠期及哺乳期女性：禁用。

（2）儿童：禁用。

（3）重度肝损伤患者：禁用，中度肝损伤患者应慎用。

2. 注意事项　比卡鲁胺原研品种的辅料含有乳糖，有遗传性半乳糖不耐受、Lapp 乳糖酶缺乏症或葡萄糖 - 半乳糖吸收障碍的患者不得服用本品。

3. 药物相互作用　与香豆素类抗凝血药合用时使其抗凝效果增强，应考虑可能需要调整抗凝血药的剂量；比卡鲁胺主

要经 CYP3A4 代谢，同时是 CYP3A4 抑制剂，对 CYP2C9、2C19 和 2D6 的活性有较小的抑制作用，因此禁忌联合使用特非那定、西沙必利，且当本品与环孢素和钙通道阻滞剂联合应用时应谨慎；当本品与抑制药物氧化的其他药物如西咪替丁同时使用时应谨慎；氟他胺主要经 CYP1A2 代谢，与茶碱合用时茶碱的血药浓度明显升高；由于去势治疗可延长 Q-T 间期，因此本品与已知可延长 Q-T 间期的药物或可以诱导尖端扭转型室性心动过速的药物联合使用时应谨慎。

（六）阿比特龙

1. 特殊人群

（1）妊娠期及哺乳期女性：禁用。

（2）严重肝损伤（Child-Pugh C 级）患者：禁用。

（3）重度肾损伤的前列腺癌患者慎用；中度肝损伤患者（Child-Pugh B 级）的推荐剂量应降低至 250mg，每日 1 次。

2. 注意事项　本品含乳糖，有半乳糖不耐受、Lapp（拉普）乳糖酶缺乏症或葡萄糖 - 半乳糖吸收障碍症等罕见遗传问题的患者不应服用本品；本品含有钠，每 4 片剂量的钠含量超过 1.18mmol（或 27mg），限钠摄入的患者应予以考虑；本品治疗必须与糖皮质激素联合使用，因此血糖升高与骨密度降低常见，应给予必要的对症治疗。

3. 药物相互作用　本品是 CYP3A4 的底物，应避免与强效 CYP3A4 诱导剂（如苯妥英钠、卡马西平、利福平、利福布汀、利福喷丁、苯巴比妥、圣•约翰草）合用；本品是肝脏药物代谢酶 CYP2D6 和 CYP2C8 抑制剂，与经 CYP2D6 活化或代谢的药物，特别是治疗指数较窄的药物（如美托洛尔、普萘洛尔、地昔帕明、文拉法辛、氟哌啶醇、利培酮、普罗帕酮、氟卡尼、可待因、羟考酮、曲马多等，后三种药品需要通过 CYP2D6 形成活性镇痛代谢物）联合使用时需谨慎，应当考虑降低治疗指数较窄的药物的剂量；由于去势治疗可延长 Q-T 间期，因此本品与已知可延长 Q-T 间期的药物或可以诱导尖端扭转型室性心动过速的药物联合使用时应谨慎,如ⅠA 类(例如奎尼丁、丙吡胺)或Ⅲ类抗心律失常药(例如胺碘酮、索他洛尔、多非利特、伊布利特)、美沙酮、莫西沙星、抗精神病药等;螺内酯可与雄激素受体结合并可能增加前列腺特异性抗原(PSA)水平,不推荐与本品联合使用。

(七)GnRHa

1.特殊人群　妊娠期及哺乳期女性:禁用。

2.注意事项　乳腺癌患者需核实是否为激素受体阳性患者;不同剂型规格药物的治疗周期不同,应注意治疗周期与剂型规格是否对应一致。

3.药物相互作用　雄激素剥夺治疗可能延长 Q-T 间期,当戈舍瑞林与已知可延长 Q-T 间期的药物或可能会诱导尖端扭转型室性心动过速的药物如ⅠA 类(如奎尼丁、丙吡胺)或Ⅲ类抗心律失常药(如胺碘酮、索他洛尔、多非利特、伊布利特)、美沙酮、莫西沙星、抗精神病药等合用时应谨慎评估。

(杨珺撰写,白帆、杜小莉,《共识》专家组审阅)

参 考 文 献

[1] 徐兵河,邵志敏,胡夕春,等.中国早期乳腺癌卵巢功能抑制临床应用专家共识(2016 年版).中国癌症杂志,2016,26(8):712-718.

[2] 中国抗癌协会泌尿男生殖系肿瘤专业委员会.2018 版转移性前列腺癌诊治中国专家共识.中华外科杂志,2018,56(9):646-652.

第十四章

抗肿瘤靶向药物与免疫检查点抑制剂处方审核要点专家共识

一、肿瘤靶向治疗及肿瘤免疫治疗概述

肿瘤的分子靶向治疗是一个飞速发展的领域，随着人类对肿瘤发生、发展认识的深入，有效的治疗靶点不断被发现，新结构、新机制的抗肿瘤靶向药物陆续涌出。抗肿瘤靶向药物以过度表达的细胞分子为靶点，抑制肿瘤细胞过度增殖、浸润和远处转移，具有良好的特异性，对正常细胞损伤轻微。研究表明分子靶向治疗相对于传统的放化疗具有延长患者生存时间、改善患者生活质量、减少住院时间等优点，且表现出较少的骨髓抑制、胃肠道反应、脱发、皮疹等不良反应。我们总结了国内批准上市的抗肿瘤靶向药物，治疗范围涵盖肺癌、乳腺癌、淋巴瘤、白血病、前列腺癌等恶性肿瘤类型。

肿瘤免疫治疗被认为是近几年来癌症治疗领域最成功的方法之一。肿瘤免疫治疗主要分为两种：细胞免疫治疗和免疫检查点抑制剂治疗。细胞免疫治疗是采用患者体内免疫细胞回输的方式定向消灭肿瘤细胞。免疫细胞会产生抑制自身的蛋白质小分子，肿瘤细胞利用这种机制抑制免疫细胞，从人体免疫系统中逃脱存活下来。免疫检查点抑制剂类药物可解除这种抑制作用，让免疫细胞重新激活工作，消灭癌细胞。因此，免疫检查点抑制剂也常被认为属于肿瘤靶向治疗药物的范畴。

二、抗肿瘤靶向药物与免疫检查点
抑制剂分类与特点

　　根据作用靶点不同,抗肿瘤靶向药物可以分为 EGFR、VEGFR、HER2 等药物(表 14-1)。根据药物结构分类,临床最常见的为大分子单克隆抗体类药物和小分子口服靶向药物。多数靶向药物使用前应进行相应靶点状态的检测,以期获得更好的治疗效果。

　　免疫检查点抑制剂多根据作用靶点进行分类,目前上市的主要有三类:CTLA-4 单抗、PD-1 单抗与 PD-L1 单抗(表 14-1)。

表 14-1　部分抗肿瘤靶向药物与免疫检查点抑制剂的作用靶点与适应证

药物名称	作用靶点	适用的癌种
大分子单克隆抗体类药物		
曲妥珠单抗	HER2	乳腺癌、胃癌
帕妥珠单抗	HER2	乳腺癌
利妥昔单抗	CD20	淋巴瘤、白血病
西妥昔单抗	EGFR	结直肠癌
贝伐珠单抗	VEGFR	结直肠癌、非小细胞肺癌(NSCLC)
尼妥珠单抗	EGFR	鼻咽癌
小分子口服靶向药物		
伊马替尼	ABL、PDGFR、KIT	白血病、胃肠间质瘤、皮肤纤维肉瘤、骨髓增生异常综合征、肥大细胞增生症
伊布替尼	BTK	套细胞淋巴瘤、慢性淋巴细胞白血病、小淋巴细胞淋巴瘤、巨球蛋白血症
维莫非尼	BRAF V600	黑色素瘤
吉非替尼	EGFR	非小细胞肺癌

续表

药物名称	作用靶点	适用的癌种
厄洛替尼	EGFR	非小细胞肺癌
埃克替尼	EGFR	非小细胞肺癌
达克替尼	EGFR	非小细胞肺癌
阿法替尼	EGFR	非小细胞肺癌
奥希替尼	EGFR	非小细胞肺癌
阿美替尼	EGFR	非小细胞肺癌
克唑替尼	ALK、ROS1、MET	非小细胞肺癌
塞瑞替尼	ALK	非小细胞肺癌
阿来替尼	ALK	非小细胞肺癌
恩沙替尼	ALK	非小细胞肺癌
洛拉替尼	ALK	非小细胞肺癌
赛沃替尼	MET	非小细胞肺癌
普拉替尼	RET	非小细胞肺癌
舒尼替尼	VEGFR、PDGFR、FLT3	胃肠道间质瘤、肾癌、胰腺神经内分泌瘤
索拉非尼	VEGFR、PDGFR、FLT3	肾癌、肝癌、甲状腺癌
瑞戈非尼	KIT、PDGFR-α/β、BRAF、RET、VEGFR-1/2/3	结直肠癌、胃肠间质瘤、肝癌
阿帕替尼	VEGFR-2	胃癌
安罗替尼	VEGFR-1/2/3、c-Kit、PDGFR-β	非小细胞肺癌、软组织肉瘤、小细胞肺癌
阿昔替尼	KIT、PDGFR-β、VEGFR-1/2/3	肾癌
培唑帕尼	VEGFR-1/2/3、KIT、PDGFR	肾癌
仑伐替尼	VEGFR-1/2/3、RTK、KIT、RET、PDGFR	肝癌
拉帕替尼	ErbB1、ErbB2	乳腺癌
吡咯替尼	ErbB1、ErbB2	乳腺癌

续表

药物名称	作用靶点	适用的癌种
其他抗肿瘤靶向药物		
重组人血管内皮抑制素	血管生成抑制剂、血管内皮细胞	非小细胞肺癌
来那度胺		多发性骨髓瘤
西达本胺	HDAC	淋巴瘤
依维莫司	mTOR	肾癌、胰腺神经内分泌瘤、巨细胞星形细胞瘤、肾血管平滑肌脂肪瘤、胃肠道或肺源神经内分泌肿瘤
奥拉帕利	PARP	卵巢癌、输卵管癌、腹膜癌
哌柏西利	CDK4、CDK6	乳腺癌
免疫检查点抑制剂		
纳武利尤单抗	PD-1	肺癌、食管癌、头颈鳞癌
帕博利珠单抗	PD-1	黑色素瘤、肺癌、食管癌、头颈鳞癌、结直肠癌
特瑞普利单抗	PD-1	黑色素瘤、尿路上皮癌、鼻咽癌
信迪利单抗	PD-1	肺癌、淋巴瘤、肝细胞癌
卡瑞利珠单抗	PD-1	肺癌、食管癌、淋巴瘤、肝细胞癌、鼻咽癌
替雷利珠单抗	PD-1	肺癌、淋巴瘤、尿路上皮癌、肝细胞癌
派安普利单抗	PD-1	霍奇金淋巴瘤
赛帕利单抗	PD-1	霍奇金淋巴瘤
斯鲁利单抗	PD-1	微卫星高度不稳定型（MSI-Ha）的成人晚期实体瘤患者；胃癌；结直肠癌；
伊匹木单抗	CTLA-4	胸膜间皮瘤
度伐利尤单抗	PD-L1	肺癌
阿替利珠单抗	PD-L1	肺癌、肝细胞癌
舒格利单抗	PD-L1	非小细胞肺癌
恩沃利单抗	PD-L1	晚期实体瘤

注：适用的癌种来源于 NMPA 批准的药品说明书适应证，截止时间为 2022 年6月1日。

与传统细胞毒性化疗药物的临床使用比较，抗肿瘤靶向药物的特点主要体现在以下方面。①治疗剂量：多数小分子口服靶向药物的剂量无须根据患者的体表面积计算，而直接采用固定剂量连续服用的方式。但采用周期性给药的大分子单克隆抗体类药物如曲妥珠单抗、贝伐珠单抗等则需要根据治疗方案（单周、双周或三周），根据患者的体重、体表面积等相关因素计算给药剂量。②治疗疗程：靶点抑制在多数情况下是可逆性的，并且肿瘤具有再生和修复的机制，因此为达到对癌细胞的持续控制，多数靶向治疗药物一般是持续使用，直至肿瘤进展或患者不可耐受。③给药途径：抗肿瘤靶向药物需要持续使用，口服是最理想的给药途径，有助于患者治疗依从性的提高。但大分子单克隆抗体类药物必须静脉输注，可以数周或每周注射使用。④抗肿瘤靶向药物单独用药或者联合用药在临床都比较常见，将分子靶向治疗药物与细胞毒性药物联合，或将不同的靶向治疗药物联合是临床提高治疗效果的主要药物治疗方式之一。

三、抗肿瘤靶向药物与免疫检查点抑制剂常规用法用量

（一）小分子口服靶向药物

小分子口服靶向药物的常规用法用量见表 14-2。

表 14-2　常见小分子口服靶向药物的常规用法用量

药物名称	常规剂量	给药频次	给药时间
吉非替尼	250mg/次	q.24h.，连续服用	每日固定时间，空腹服用或与食物同服
厄洛替尼	150mg/次	q.24h.，连续服用	每日固定时间，空腹服用
埃克替尼	125mg/次	q.8h.，连续服用	空腹服用或与食物同服
达克替尼	30~45mg/次	q.24h.，连续服用	每日固定时间，空腹服用或与食物同服

续表

药物名称	常规剂量	给药频次	给药时间
阿法替尼	30～40mg/次	q.24h.，连续服用	每日固定时间，空腹服用，整粒吞服
奥希替尼	80mg/次	q.24h.，连续服用	每日固定时间，空腹或餐后服用均可
克唑替尼	200～250mg/次	q.12h.，连续服用	空腹或餐后服用均可，整粒吞服，切忌碾碎后服用
塞瑞替尼	300～450mg/次	q.24h.，连续服用	每日固定时间，与食物同服
阿来替尼	300～600mg/次	q.12h.，连续服用	每日固定时间，随餐服用，整粒吞服不应打开或溶解后服用
安罗替尼	8～12mg/次	q.24h.，连续服用2周停1周，即3周（21d）为1个疗程	每日固定时间，早餐前服用
阿帕替尼	250～850mg/次	q.24h.，连续服用	每日固定时间，餐后半小时
舒尼替尼	25～50mg/次	q.24h.，根据患者个体耐受性，以12.5mg为梯度单位逐步调整剂量；临床常见服药2周停1周，21d为1个周期的治疗方案；说明书推荐服药4周停2周的6周治疗方案	每日固定时间，空腹或餐后服用均可
索拉非尼	0.4g/次	q.12h.，连续服用	每日固定时间，空腹或伴低脂、中脂饮食
瑞戈非尼	160mg/次	q.24h.，连续服用21d停7d，28d为1个疗程	每日固定时间，在低脂早餐后随水吞服

续表

药物名称	常规剂量	给药频次	给药时间
阿昔替尼	5mg/次	q.12h.,连续服用	每日固定时间,空腹或餐后服用均可
培唑帕尼	800mg/次	q.24h.,连续服用	每日固定时间,空腹服用
仑伐替尼	体重<60kg 者 8mg/次;体重≥60kg 者 12mg/次	q.24h.,连续服用	每日固定时间,空腹或餐后服用均可
拉帕替尼	750～1 250mg/次	q.24h.,连续服用	每日固定时间,餐前至少 1h 或者餐后至少 1h
来那度胺	25mg/次	q.24h.,连续服用 21d 停 7d,28d 为 1 个周期	每日固定时间,空腹或餐后服用均可,胶囊完整吞服
西达本胺	30mg/次	每周 2 次,间隔不应少于 3d	每日固定时间,早餐后 30min 服用,每周 2 次
依维莫司	10mg/次	q.24h.,连续服用	每日固定时间,空腹或餐后服用均可
伊马替尼	400～800mg/次	每日 1～2 次	每日固定时间,进餐时服用,并饮一大杯水
伊布替尼	420～560mg/次	q.24h.,连续服用	每日固定时间服用
维莫非尼	960mg/次	q.12h.,连续服用	每日固定时间,空腹或随餐服用均可
奥拉帕利	300mg/次	q.12h.,连续服用	每日固定时间,空腹或随餐服用均可
哌柏西利	100～125mg/次	q.24h.,连续服用 21d 停 7d,28d 为 1 个周期	每日固定时间,应与食物同服,最好随餐服药

（二）大分子单克隆抗体类药物

大分子单克隆抗体类药物的常规用法用量见表 14-3。

表 14-3　常见大分子单克隆抗体类药物的常规用法用量

药物名称	常规剂量与周期	给药时间	溶媒与浓度
曲妥珠单抗	每周静脉滴注：初始负荷剂量 4mg/kg，维持剂量 2mg/kg，每周 1 次；每 3 周静脉滴注：初始负荷剂量 8mg/kg，随后 6mg/kg 每 3 周 1 次	首次输注 90min 或 90min 以上，如初始负荷剂量可耐受，后续输注可改为 30min	用配套的稀释液稀释后，再用 250ml 0.9% 氯化钠注射液水稀释；禁用葡萄糖注射液
尼妥珠单抗	静脉滴注，100～400mg，每周 1 次，连续给药 6～8 周	60min 以上	稀释于 250ml 0.9% 氯化钠注射液
西妥昔单抗	250mg/m²，首次 400mg/m²，每周 1 次	60min，首次 120min；最大滴速≤10mg/min	用 0.9% 氯化钠溶液稀释至需要的给药容积
贝伐珠单抗	每周 2.5mg/kg，根据癌种及方案，可以采用每 1～3 周给药 1 次的不同方案	首次 90min，如耐受性良好，第二次 60min，其后治疗 30min 即可	用 0.9% 氯化钠溶液稀释至需要的给药容积。贝伐珠单抗溶液的终浓度应该保持在 1.4～16.5mg/ml
利妥昔单抗	375～500mg/m²，根据患者的适应证采用不同的治疗剂量与治疗周期，可能会出现与推荐剂量范围不符的情况	首次使用：起始滴注速度为 50mg/h；最初 60min 过后，可每 30min 增加 50mg/h，直至最大速度 400mg/h。以后的滴速：开始速度可为 100mg/h，每 30min 增加 100mg/h，直至最大速度 400mg/h	用 0.9% 氯化钠注射液或 5% 葡萄糖注射液稀释至利妥昔单抗的浓度为 1mg/ml
重组人血管内皮抑制素	7.5mg/m²，连续给药 14d，停 7d，21d 为 1 个周期	滴注 3～4h	0.9% 氯化钠注射液 250～500ml

（三）免疫检查点抑制剂

免疫检查点抑制剂的常规用法用量见表 14-4。

表 14-4　常见免疫检查点抑制剂的常规用法用量

药物名称	常规剂量与周期	给药时间	溶媒与浓度
帕博利珠单抗	200mg/次，d1 给药，21d 为 1 个周期；400mg/次，d1 给药，42d 为 1 个周期	>30min	用 0.9% 氯化钠注射液或 5% 葡萄糖注射液稀释至浓度为 1～10mg/ml
纳武利尤单抗	3mg/kg 或 240mg，d1 给药，14d 为 1 个周期	60min	用 0.9% 氯化钠注射液或 5% 葡萄糖注射液稀释，浓度可低至 1mg/ml
阿替利珠单抗	1 200mg/次，21d 为 1 个周期	首剂滴注至少 60min，后续可缩短为至少 30min	用 0.9% 氯化钠注射液稀释至 250ml
度伐利尤单抗	10mg/kg，14d 为 1 个周期	>60min	用 0.9% 氯化钠注射液或 5% 葡萄糖注射液稀释至浓度为 1～15mg/ml
特瑞普利单抗	3mg/kg，14d 为 1 个周期	首剂滴注至少 60min，后续可缩短为至少 30min	用 0.9% 氯化钠注射液 100ml 稀释至浓度为 1～3mg/ml
信迪利单抗	200mg/次，21d 为 1 个周期	30～60min	用 0.9% 氯化钠注射液 100ml 稀释至浓度为 1.5～5.0mg/ml
卡瑞利珠单抗	200mg/次，14d 为 1 个周期	30～60min	用 0.9% 氯化钠注射液或 5% 葡萄糖注射液稀释至 100ml
替雷利珠单抗	200mg/次，21d 为 1 个周期	首剂滴注至少 60min，后续可缩短为至少 30min	用 0.9% 氯化钠注射液 100ml 稀释至浓度为 1～5mg/ml

四、抗肿瘤靶向药物与免疫检查点抑制剂处方审核要点

参考由国家癌症中心、国家肿瘤质控中心药事质控专家委员会牵头,中国抗癌协会肿瘤临床药学专业委员会、中国药师协会肿瘤专科药师分会共同制定的《肺癌抗肿瘤药物处方审核专家共识》中的"六步法"抗肿瘤药处方审核建议,结合抗肿瘤靶向药物与免疫检查点抑制剂的特点,笔者认为该类药物的审核要点主要包括①患者评估审核:该类药物的上市时间相对较短,多数临床试验来源于成年患者,对于儿童、孕妇和哺乳期妇女等特殊生理状态的患者目前缺乏证据支持。②方案审核:包括适应证、用法用量、药物相互作用审核。适应证及用法用量主要根据国内上市药品说明书适应证及国内外指南进行审核,如 NCCN 指南、CSCO 指南及国家卫健委诊疗规范。由于治疗目的不同,每个患者的疗程存在较大差异,故应关注指南与规范对不同性质治疗的推荐。③器官功能及实验室指标审核:主要来源于药品说明书对患者器官功能具体指标的要求,但在实际应用中应根据患者个体情况(如高血压、高血糖等)进行不局限于所列指标范围内的器官功能评估。

(一)肾功能不全患者的药物剂量调整

抗肿瘤靶向药物可通过多种机制引起肾毒性,或者加重肾功能不全患者的肾损伤。靶向药物肾毒性的几种因素包括血管内容量不足、既往肾功能不全病史、合用肾毒性药物、肿瘤相关尿路梗阻等。若靶向药物主要经肾排出体外,则肾损伤可改变该药的排泄量,从而增加全身毒性,通常需要调整药物剂量。剂量调整通常要根据两种因素:肌酐清除率(CrCl)或肾小球滤过率(GFR)以及药物毒性临床体征的评估(如口服靶向药物常见的皮疹与肝毒性)。对于接受透析的患者,必须考虑两个问

题：一是需要降低剂量以避免过度暴露带来的药物毒性；二是对接受血液透析的患者确定给药时机时，必须考虑到透析可能清除药物而影响药效。

抗血管生成药物无论是小分子口服药物（如阿帕替尼、帕唑帕尼等）或是大分子抗体类药物（如贝伐珠单抗），蛋白尿可能是所有 VEGF 通路靶向药物的共同效应，但不同药物对于蛋白尿的监测与剂量调整建议具有差异。贝伐珠单抗推荐间断性监测蛋白尿的进展，但未给出明确的推荐，仅指出当每 24 小时蛋白排泄量>2g 时暂时停药，而出现肾病综合征时则永久停药。在应用帕唑帕尼、仑伐替尼和阿昔替尼治疗期间也推荐进行基线的和定期的尿液分析，当患者出现中至重度蛋白尿时（帕唑帕尼≥3g/24h、仑伐替尼≥2g/24h、阿昔替尼尚未定义），应当中断治疗。尚无关于索拉非尼、舒尼替尼的指南，但《药物临床试验质量管理规范》也要求在应用这些药物时进行基线的和定期的蛋白尿评估。

对于 EGFR 通路小分子口服制剂，多数肾损伤患者无须调整剂量，在严重肾损伤患者（CrCl<30ml/min）中推荐调整阿法替尼的剂量。靶向作用于 EGFR 的单克隆抗体（如西妥昔单抗）的肾毒性与肾性失镁及低钙、低钾等电解质紊乱相关，停药后低镁血症可恢复，因此治疗期间应定期监测血清电解质。

急性肾损伤是免疫检查点抑制剂的罕见并发症。重度肾损伤患者需要停用免疫检查点抑制剂并给予糖皮质激素。最常见的是急性肾小管间质性肾炎，但也有免疫复合物肾小球肾炎和血栓性微血管病的报道。

（二）肝功能不全患者的药物剂量调整

肝功能异常可能改变药物代谢，增加肝外毒性的风险。治疗前已存在肝脏疾病的患者的剂量调整指南大多为经验性的，对于一些靶向药物（如伊马替尼、阿昔替尼、拉帕替尼、厄洛替尼、帕唑帕尼等）在先期存在肝功能障碍的患者中的使用方面，一致认为有必要进行剂量调整，以避免产生过度的全身毒性。而另一些依赖肝脏代谢进行清除的药物（如克唑替尼、索拉非尼等）的减量必要性方面还未达成良好的一致意见。

乙型肝炎病毒（HBV）感染或丙型肝炎病毒（HCV）感染是可被抗肿瘤药治疗加重的常见疾病，越来越多的研究已证实在慢性 HBV 感染患者中预防性地抗病毒治疗可减少它的再激活发生率并减轻其严重程度。乙型肝炎表面抗原（HBsAg）阳性且正在接受高风险药物（如利妥昔单抗等）治疗的患者须预防性地进行抗病毒治疗。

（三）药物相互作用评估

肿瘤分子靶向药物相互作用的研究目前多集中于小分子口服靶向药物，由于口服靶向药物往往用药时间长，并且需要经过胃肠道吸收和体内代谢、排泄，多数药物需长时间连续服用，使用多种药物的患者在药物相互作用方面可能面临很大的风险。目前对于靶向药物的相互作用研究可用于临床实践评估的主要包括影响胃内 pH 变化、药物转运体、肝药酶及药效学评估四个方面。此外需注意，免疫治疗开始前避免使用全身性皮质类固醇和免疫抑制剂；但开始治疗后，可使用全身性皮质类固醇和免疫抑制剂治疗免疫介导性不良反应。

近年来，靶向治疗药物在肿瘤治疗中发挥了重要作用，同时也带来了新的挑战，如药物相互作用发生的风险增加。为提高临床肿瘤治疗中靶向药物使用的安全性，对其联合用药的深入评估以及相关监测非常重要，此外还亟需更多的相关临床研究和数据。如果在可能存在药物相互作用的病例中没有有效的药代动力学数据支持，医师和药师应该考量相关资料，尽可能推测出对该患者可用的药代动力学数据，并密切监测其毒性作用和相关反应。

（四）超说明书用药审核

肿瘤患者是超说明书用药的高发群体，部分证据显示肿瘤科的超说明书用药发生率可达 31.7%。抗肿瘤靶向药物由于上市时间短，临床上市研究局限于少数癌种，而其药理作用的用药指征针对患者的遗传特征（如 EGFR 突变、ALK 融合特征等）或根据肿瘤细胞及免疫特性（如抗血管生成药物、免疫检查点抑制剂等），可能存在超适应证用药，尤其是多线治疗后的晚期肿瘤患者。此外超剂量给药也在临床出现，多数为调低剂量的给药，如阿帕替尼、贝伐珠单抗的治疗剂量。事实上，多数靶向药物尽管采用了固定起始剂量的给药方式，但在临床实践中，很多靶向药物应根据患者的毒性反应及特殊生理功能给予适当的剂量调整。至于靶向药物的超给药途径给药，目前在临床上只存在抗血管生成的靶向药物采用胸腔、腹腔或盆腔局部给药，以处理局部的严重恶性肿瘤积液。

在进行超说明书处方审核时，应根据循证依据的不同级别给予不同的审核建议。国外说明书及国内外指南所纳入的内容可以经本医疗机构药事管理委员会批准同意后直接列为常规合格处方，但应要求患者或家属在首次使用前签署超说明书使用的患者知情同意书。低级别循证依据的超说明书使用则应根据医疗机构的具体规章制度执行。

（五）其他需注意的审核要点

处方医师权限应根据国家《医疗机构处方审核规范》的第十三条和第十四条进行抗肿瘤药处方的处方权限进行审核。《新型抗肿瘤药物临床应用指导原则（2022 年版）》中提出根据药物适应证、药物可及性和肿瘤治疗价值，将抗肿瘤药实施分级管理制度。对于"限制使用级"抗肿瘤药需副高及副高以上职称的医师才能处方，处方审核时还应关注本医疗机构内的抗肿瘤药分级目录及相应的处方医师权限。

（杨珺撰写，孙雯娟、白帆、刘容吉、杜小莉、《共识》专家组审阅）

参 考 文 献

[1] 石远凯,孙燕. 临床肿瘤内科手册. 6版. 北京:人民卫生出版社,
2015.

[2] 李国辉,杨珺,戴助,等. 抗肿瘤药物处方审核专家共识——肺癌. 中
国药学杂志,2019,54(10):847-854.

[3] 赫捷,李进,马军,等. 中国临床肿瘤学会(CSCO)常见恶性肿瘤诊疗
指南2020. 北京:人民卫生出版社,2020.

[4] 中华人民共和国国家卫生健康委员会. 关于印发原发性肺癌等18个
肿瘤诊疗规范(2018年版)的通知[EB/OL]. (2018-12-13)[2022-12-
20]. http://www.nhc.gov.cn/yzygj/s7659/201812/b21802b199814ab7b12
19b87de0cae51.shtml.

[5] IZZEDINE H,MASSARD C,SPANO J P,et al. VEGF signalling
inhibition-induced proteinuria:mechanisms,significance and
management. European journal of cancer,2010,46(2):439-448.

[6] BERSANELLI M,TISEO M,ARTIOLI F,et al. Gefitinib and afatinib
treatment in an advanced non-small cell lung cancer(NSCLC)patient
undergoing hemodialysis. Anticancer research,2014,34(6):3185-3188.

[7] CAO Y,LIAO C,TAN A,et al. Meta-analysis of incidence and risk of
hypomagnesemia with cetuximab for advanced cancer. Chemotherapy,
2010,56(6):459-465.

[8] 李国辉,杨珺. 肿瘤专科药师临床工作手册. 北京:人民卫生出版社,
2018.

[9] 周彩存,王洁,步宏,等. 中国非小细胞肺癌免疫检查点抑制剂治疗专
家共识(2019年版). 中国肺癌杂志,2020,23(2):65-76.

[10] 万正兰,林米花. 抗肿瘤药超说明书使用调查分析. 中国医院药学杂
志,2013,33(12):1003-1004.

成人急性白血病和淋巴瘤治疗药物处方审核要点专家共识

一、血液系统肿瘤药物治疗概述

血液系统肿瘤根据细胞系主要可分为血液髓系肿瘤、淋巴细胞肿瘤、组织细胞肿瘤等。本章所述的处方审核要点围绕成人急性白血病、成人淋巴瘤的主要治疗药物展开。

（一）急性白血病

急性白血病可分为急性髓细胞性白血病（acute myelogenous leukemia，AML）和急性淋巴细胞白血病（acute lymphoblastic leukemia，ALL）。根据 FAB 分型，急性髓细胞性白血病可分为 M0～M7 共 8 种亚型，其中 AML-M3 的治疗以亚砷酸盐联合维 A 酸为主，其他亚型的 AML 的治疗方案均可采用包括蒽环类药物与阿糖胞苷（cytarabine，AraC）联合化疗在内的化疗方案，根据年龄、预后危险度、耐受性等来选择一线、二线治疗方案（表 15-1）和给药剂量（表 15-4～表 15-6）。急性淋巴细胞白血病根据费城染色体（Philadelphia chromosome，Ph 染色体）是否阳性、患者年龄来选择给药方案（表 15-2），诱导治疗至完全缓解（complete response，CR）后进行 6～8 个疗程的巩固化疗，之后维持治疗至 CR 后至少 2 年。ALL 患者的联合化疗方案中，需要纳入包括甲氨蝶呤（methotrexate，MTX）在内的可透过血脑屏障的药物以预防肿瘤侵犯中枢神经系统。还可以积极采用 MTX（10～15mg）、AraC（30～50mg）、地塞米松（2～5mg）等药物进行鞘内注射。Ph 染色体呈阳性的患者须在全身化疗的同时联用蛋白酪氨酸激酶抑制剂（protein-tyrosine kinase inhibitor，p-TKI）。

表 15-1　AML（除外 AML-M3）的主要治疗方案[*]

年龄	诱导化疗	巩固化疗
<60 岁	标准剂量 / 中剂量 AraC 联合蒽环类药物	大剂量 AraC 单药；标准剂量 / 中剂量 AraC 联合蒽环类药物、氟达拉滨等；或异基因造血干细胞移植（预后欠佳时）
60～75 岁	标准剂量 AraC 联合蒽环类药物；或以小剂量 AraC 为基础的方案；或以地西他滨为基础的方案	标准剂量 / 小剂量 AraC 联合蒽环类药物；或中剂量 AraC 单药；或地西他滨
>75 岁或有严重合并症	以小剂量 AraC 为基础的方案；或以地西他滨为基础的方案	小剂量 AraC 联合蒽环类药物；或地西他滨

注：[*] 标准剂量、小剂量、中剂量、大剂量 AraC 分别的具体给药剂量见表 15-4。

表 15-2　ALL 的主要治疗方案

分型		诱导治疗	巩固化疗	维持治疗
Ph 染色体阴性		长春碱、蒽环类、糖皮质激素联合化疗方案（VDP）+CTX、L-Asp	①含 HD-MTX 的方案，联合 AraC、L-Asp、Pre、VCR 等；②以 HD-AraC 为主的方案	巯嘌呤、MTX（口服）
Ph 染色体阳性	<55 岁	以上方案 +p-TKI，可以不用 L-Asp		p-TKI（首选），或干扰素
	≥55 岁	p-TKI+V（D）P 方案		

注：HD-MTX 为大剂量甲氨蝶呤；HD-AraC 为大剂量阿糖胞苷。

（二）侵袭性淋巴瘤

淋巴瘤是血液系统的恶性肿瘤，根据临床侵袭程度，可分为侵袭性淋巴瘤和惰性淋巴瘤。根据肿瘤细胞类型，可分为霍奇金淋巴瘤（HL）和非霍奇金淋巴瘤（NHL）。亚洲人群 NHL 的发病率远远高于 HL。HL 又可分为结节性淋巴细胞为主型 HL（NLPHL）和经典型 HL，前者可选择 ABVD 方案（多柔比星＋博来霉素＋长春碱＋达卡巴嗪）、CHOP 方案（环磷酰胺＋多柔比星＋长春新碱＋泼尼松）、CVP 方案（环磷酰胺＋长春新碱＋泼尼松）等＋利妥昔单抗治疗；经典型 HL 可选择 ABVD 方案或 BEACOPP 方案（依托泊苷＋多柔比星＋环磷酰胺＋长春新碱＋博来霉素＋泼尼松＋丙卡巴肼）等。

NHL 根据细胞系不同有极多分型，如 B 细胞淋巴瘤、T 细胞淋巴瘤、套细胞淋巴瘤、NK/T 细胞淋巴瘤、伯基特（Burkitt）淋巴瘤、滤泡细胞淋巴瘤、淋巴母细胞淋巴瘤等，治疗方法有互通之处。其中弥漫大 B 细胞淋巴瘤（属于 B 细胞淋巴瘤）的发病率最高，占 NHL 的 35% 以上，标准化疗方案为 CHOP 方案＋利妥昔单抗治疗，可选的联合方案较多，如 REPOCH 方案（即 CHOP 方案＋依托泊苷＋利妥昔单抗）、MINE 方案（异环磷酰胺、美司钠、米托蒽醌、依托泊苷）等。套细胞淋巴瘤可用伊布替尼联合全身化疗，外周 T 细胞淋巴瘤可用西达本胺联合全身化疗。

二、成人急性白血病和淋巴瘤治疗药物分类与特点

急性白血病和淋巴瘤主要治疗药物的分类与特点见表 15-3。

表 15-3　急性白血病和淋巴瘤主要治疗药物的分类与特点

代表药物	作用机制	主要适应证与药理特点
蒽环类（如柔红霉素）	与核酸结合形成复合物，阻断拓扑异构酶，干扰核酸转录和 RNA 合成	急性髓细胞性白血病、淋巴瘤；有免疫抑制和抗菌作用

续表

代表药物	作用机制	主要适应证与药理特点
AraC	抑制 DNA 聚合酶，干扰核酸合成	急性髓细胞性白血病；鞘内注射可防治肿瘤颅内受累
地西他滨	抑制 DNA 甲基化转移酶，干扰核酸合成	骨髓增生异常综合征；可引发严重的骨髓抑制
长春碱类（如长春地辛）	作用于有丝分裂 M 期，干扰微管蛋白聚合	急性淋巴细胞白血病、淋巴瘤；联合给药可延长缓解期
高三尖酯碱	抑制蛋白质合成、微管蛋白聚合、多聚核糖体有丝分裂	急性粒细胞白血病、真性红细胞增多症等
门冬酰胺酶、培门冬酶（PEG-Asp）	水解 L- 天冬酰胺，干扰蛋白质合成	急性淋巴细胞白血病；不可单药，须联合给药
MTX	抑制二氢叶酸还原酶，阻止四氢叶酸合成，从而干扰核酸合成	淋巴瘤；能透过血脑屏障，大剂量结合亚叶酸钙疗法可克服抗药性
氟达拉滨	抑制核苷酸转移酶、DNA 聚合酶，干扰核酸合成	慢性淋巴细胞白血病；有神经系统毒性
伊马替尼	蛋白酪氨酸激酶抑制剂	慢性髓细胞性白血病；适于费城染色体阳性患者
伊布替尼	布鲁顿酪氨酸激酶抑制剂（BTKI）	慢性淋巴细胞白血病、套细胞淋巴瘤等；能透过血脑屏障
利妥昔单抗	CD20 单克隆抗体	淋巴瘤、淋巴细胞白血病
依托泊苷	与 DNA 拓扑异构酶形成复合物，干扰 DNA 结构	淋巴瘤、白血病；抗瘤谱广
西达本胺	苯酰胺类组蛋白去乙酰化酶选择性抑制剂	外周 T 细胞淋巴瘤；影响表观遗传的调控
维 A 酸	诱导早幼粒细胞分化，抑制早幼粒细胞增殖	维 A 酸和亚砷酸联合治疗急性早幼粒细胞白血病
亚砷酸	诱导早幼粒细胞分化、凋亡	

三、成人急性白血病和淋巴瘤治疗药物
常规用法用量

表 15-4　AraC 在急性白血病化疗中的用法用量

剂量分类	具体用量
标准剂量	$100 \sim 200mg/m^2$ i.h./i.v.gtt. q.d., d1～7
小剂量	20mg i.h./i.v.gtt. q.d., d1～10; 或 10mg i.h./i.v.gtt. q.12h., d1～14
中剂量	$1 \sim 2g/m^2$ i.v.gtt. q.12h., d1～3-5
大剂量	$3g/m^2$ i.v.gtt. q.12h., d1～3

表 15-5　蒽环类药物在急性白血病和淋巴瘤化疗中的用法用量

药物名称	常规剂量	累积最大剂量
柔红霉素（DNR）	AML：$60 \sim 90mg/(m^2 \cdot d)$, d1～3； ALL：$40 \sim 60mg/(m^2 \cdot d)$, d1～3	$550mg/m^2$ $400mg/m^{2*}$
伊达比星	$8 \sim 12mg/(m^2 \cdot d)$, d1～3	$290mg/m^2$
阿柔比星	20mg/d, d1～7; 或 10mg/d, d1～10	尚不明确
米托蒽醌（MIT）	$6 \sim 10mg/(m^2 \cdot d)$, d1～3	$160mg/m^2$ $120mg/m^{2*}$
表柔比星（EPI）	$60 \sim 75mg/(m^2 \cdot d)$, d1～3	$1\,000mg/m^2$ $800mg/m^{2*}$

注：* 活动性或隐匿性心脏疾病、目前或既往接受过心脏区域放疗、既往采用过其他蒽环类药物治疗、合并使用其他抑制心肌收缩功能的药物或具有心脏毒性的药物（如曲妥珠单抗）等情况。

表 15-6　急性白血病和淋巴瘤其他常用治疗药物的用法用量

药物名称	常规剂量	给药频次	溶媒	给药时间	给药途径
氟达拉滨	$25mg/(m^2 \cdot d)$	q.d.	NS	d1～5	静脉滴注
地西他滨	$20mg/(m^2 \cdot d)$	q.d.	5% GS 或 NS	d1～5-10	静脉滴注

续表

药物名称	常规剂量	给药频次	溶媒	给药时间	给药途径
亚砷酸	0.16mg/(m²·d)	q.d.	NS	连续给药至缓解(28~30d)	静脉滴注
HD-MTX	1~5g/(m²·d)	q.m.或q.2w.	5% GS或NS	每个疗程1~2次	静脉滴注4h或24h
MTX(ALL维持治疗)	20mg/m²	q.w.	—	—	口服
伊马替尼	400~600mg(最大剂量为800mg/d)	q.d.(可分为2次)	—	进餐时服用,饮一大杯水	口服
伊布替尼	560mg或420mg	q.d.	—	不限	口服
PEG-Asp	3 750IU	q.2w.或q.m.	—	每个疗程1~2次	肌内注射
长春地辛(VDS)	1~2mg、4mg	q.d.、q.w.或q.2w.(根据化疗方案)	5% GS(500~1 000ml)或NS	每个疗程2~4次	静脉注射或静脉滴注
依托泊苷	40~100mg/(m²·d)	q.d.或q.o.d.	NS	每个疗程3~7次	静脉滴注或口服
异环磷酰胺	1~2g/(m²·d)	q.d.	5% GS或NS或林格液	每个疗程1~4次	静脉滴注
环磷酰胺(CTX)	200~400mg/(m²·d)	q.d.	NS	d1~3-4	静脉滴注
	300mg/(m²·d)	q.w.	NS	—	静脉滴注
	600~1 000mg/(m²·d)	q.m.	NS	每个疗程1次	静脉滴注
西达本胺	15~30mg	每周2次	—	早餐后30min	口服

注: NS 为 0.9% 氯化钠注射液(生理盐水); 5% GS 为 5% 葡萄糖注射液。

四、成人急性白血病和淋巴瘤治疗药物
处方审核要点

（一）MTX

目前 MTX 国产制剂严禁鞘内注射，且 MTX 本身属于弱酸性药物，在 NS 中的稳定性不及 5% GS，因此超大剂量的 MTX（如 $5g/m^2$）在静脉药物配置中心集中配制，或需输注 24 小时时，宜选择 5% GS 作为溶媒。但某些 MTX 注射液进口制剂属于等渗制剂，可原液鞘内注射，仅用 NS 稀释。

用于淋巴瘤或淋巴细胞白血病时，MTX 的最大给药剂量为 $5g/m^2$，总量通常不超过 12g。连续静脉滴注 24 小时的目的是延长输注时间，增强抗瘤活性；静脉滴注 4 小时的目的是快速输注以增加进入血脑屏障的药量，防治中枢神经系统肿瘤。MTX 的药物毒性很大，遇到超常规用法、用量时需十分谨慎。

大剂量 MTX 在 48 小时内可经肾清除 90%，因此在开始给药后 48 小时内应避免联用影响其消除的药物如质子泵抑制剂、磺胺类药物、青霉素类药物、左乙拉西坦、NSAID（对乙酰氨基酚除外）、氢氯噻嗪等，并且严格避免进食酸性食品如果汁、碳酸饮料、水果等。

根据美国 FDA 审批通过的 MTX 注射液药品说明书，建议给予 HD-MTX 化疗前应监测以下指标并达到以下标准：$CrCl \geqslant 60ml/min$，$WBC \geqslant 1.5 \times 10^9/L$，$NEU \geqslant 0.2 \times 10^9/L$，$PLT \geqslant 75 \times 10^9/L$，胆红素 $\leqslant 1.2mg/dl$（$20.52\mu mol/L$），$ALT < 450IU/L$，患者无胸腔积液、腹水、水肿等组织液增多的病理状态。给药 6 小时至化疗当天应进行充分的预水化、预碱化，给药后常规给予亚叶酸钙进行解救，并监测 MTX 的血药浓度

至 <0.1μmol/L。

（二）亚砷酸、维 A 酸

亚砷酸属于医疗用毒性药品，处方应符合《处方管理办法》中毒性药品的相关规定，采用专用处方，住院期间逐日开具，门诊患者不能超过 2 日极量。亚砷酸的常见不良反应有 Q-T 间期延长、肝脏氨基转移酶升高、血钾水平下降等，还可能引起关节肌肉酸痛（与诱导分化的疗效相关）。非原发病相关的严重肝、肾功能减退患者禁用，孕妇禁用，哺乳期患者应用应暂停哺乳。

维 A 酸具有致畸性，育龄妇女及其配偶应在服药前 3 个月至服药后 1 年内须严格避孕，并进行妊娠检测。常规给药剂量为 10mg q.d. 口服给药，与亚砷酸联合给药治疗急性早幼粒细胞白血病（APL 或 AML-M3）。维 A 酸可能引起皮肤黏膜干燥脱屑、头晕头痛（维生素 B_1、维生素 B_6、谷维素等可缓解）等；最严重的不良反应是诱导粒细胞急速分化，可能出现分化综合征（又称维 A 酸综合征），表现为发热、肌肉骨骼疼痛、呼吸衰竭、颅内压增高、水肿、急性肾衰竭等，甚至死亡。因此若患者的 WBC 水平升高（WBC>$10×10^9$/L），通常暂不给予维 A 酸，采用亚砷酸单诱导治疗，WBC 水平降至正常后再采取双诱导治疗。

（三）门冬酰胺酶

门冬酰胺酶由于独特的作用机制（表 15-3），其不良反应亦具有特殊性，对天冬氨酸依赖性强的细胞和器官受其影响较大，可能造成凝血功能异常（血栓和 / 或出血），还可能引起肝损伤、暴发性胰腺炎，另外可能出现过敏反应。PEG-Asp 是聚乙二醇修饰的长效门冬酰胺酶制剂，显著降低抗原性，减少过敏反应，并且显著延长半衰期至 1 周左右，有利于长时间发挥疗效，可通过肌内注射给药，给药间隔不短于 2 周。

（四）利妥昔单抗

利妥昔单抗应稀释至 1mg/ml，轻柔振摇稀释，起始滴速为 50mg/h（约 1 滴 /2s），60 分钟后开始增加速度，最大滴速为 400mg/h（约 4 滴 /s）。这是由于利妥昔单抗可能引起低血压、支气管痉挛、喉头水肿、面色潮红、皮肤瘙痒等输液反应，类似于超敏反应，在第一次给药时发生率高，因此在给药前需要给予对乙酰氨基酚、苯海拉明、糖皮质激素预防。

利妥昔单抗可能引起乙肝病毒再激发，导致致命性暴发性肝衰竭，因此所有患者在用药前需要监测乙肝五项，除"表面抗体"之外有任何项呈阳性的患者均需使用抗乙肝病毒药至全疗程结束后至少半年。

（邹羽真撰写，杨珺、《共识》专家组审阅）

参 考 文 献

[1] 中华人民共和国国家卫生健康委员会. 淋巴瘤诊疗规范（2018 年版）. 肿瘤综合治疗电子杂志, 2019, 5（4）：50-71.

[2] 中国抗癌协会血液肿瘤专业委员会, 中华医学会血液学分会白血病淋巴瘤学组. 中国成人急性淋巴细胞白血病诊断与治疗指南（2016 年版）. 中华血液学杂志, 2016, 37（10）：837-845.

[3] 中华医学会血液学分会白血病淋巴瘤学组. 成人急性髓系白血病（非急性早幼粒细胞白血病）中国诊疗指南（2017 年版）. 中华血液学杂志, 2017, 38（3）：177-182.

[4] 中华医学会血液学分会, 中国医师协会血液科医师分会. 中国急性早幼粒细胞白血病诊疗指南（2018 年版）. 中华血液学杂志, 2018, 39（3）：179-183.

[5] Pfizer. Label: Methotrexate Injection USP, Hospira®. https://www.accessdata.fda.gov/drugsatfda_docs/label/2018/011719s125lbl.pdf. 2018-04/2020-12-27.

[6] 石远凯, 孙燕, 刘彤华. 中国恶性淋巴瘤诊疗规范（2015 年版）. 中华

肿瘤杂志, 2015, 37 (2): 148-158.

[7] AZARNOFF D L, WAN S H, HUFFMAN D H. Pharmacokinetics of methotrexate. Clinical pharmacology and therapeutics, 1974, 16 (2): 884-885.

第十六章

中成药处方审核要点专家共识

一、中成药概述

中成药是指在中医药理论指导下，经过药学和临床研究，获得国家药品管理部门批准，以中医处方为基础，以中药饮片为原料，按照规定的生产工艺和质量标准制成一定剂型，质量可控、安全有效的药品。

二、中成药分类

根据《中华人民共和国药典临床用药须知：中药成方制剂卷》（2020 年版），中成药大致可按功效、病证、剂型、处方来源等方面进行分类。按照功效分类可分为解表类、泻下类、清热类、温里类、化痰止咳平喘类、活血化瘀类、开窍类、补益类、安神类等。

三、中成药处方审核要点

（一）中成药处方审核依据

中成药处方审核的技术依据包括《中华人民共和国药典》（2020 年版），以及《处方管理办法》《医院中药饮片管理规范》《医院处方点评管理规范（试行）》《中药处方格式及书写规范》《北京市医疗机构处方专项点评指南（试行）》《中药注射剂临床使用基本原则》《中成药临床应用指导原则》和临床诊疗指南与专家共识等。

（二）中成药处方审核基本内容

1. 中成药应在中医药理论指导下，经辨证、辨病辨证结合或辨病论治后选用。

2. 中成药的剂型　选择首先应根据患者的体质强弱、寒热、虚实、病情轻重缓急及各种剂型的特点，选择适宜的剂型。

（1）传统剂型的汤剂、散剂发挥药效比较迅速，适用于急症的治疗；丸剂发挥药效作用比较迟缓，但作用时间长久，适宜于慢性病的治疗。

（2）现代剂型的滴丸剂易服用，在体内溶化和释放药物较快，奏效迅速，可含化或吞服，尤其对口腔咽喉疾病的治疗有一定的优势；片剂需用水送服，但重症昏迷、吞咽功能丧失的患者以及婴幼儿不宜，如必要时需研碎服用，应考虑药物性质。

（3）对于糖尿病患者，不宜选用含糖制剂。

3. 中成药的用法用量　选择中成药时，能口服给药的不采用注射给药，能肌内注射给药的不选用静脉注射或静脉滴注给药。用法用量应按照药品说明书规定的常规用法用量使用，尤其对于含砷、汞、斑蝥、蟾酥、马钱子、乌头、巴豆等有毒成分的中成药一定要严格控制使用剂量。中病即止，不可过服，且不可连续长期用药，以免引起过量或蓄积中毒的不良反应发生。再如破血消癥的大黄䗪虫丸、破气导滞的开胸顺气丸、峻下逐水的十枣散、泻下通便的当归龙荟丸等也都属于作用猛烈、容易损伤正气的中成药，应严格控制使用剂量，用之不当或过量使用将损害机体，引起毒副作用。特殊情况需要超剂量使用时，需由临床医师注明原因并再次签字。

4. 中成药的联合应用

（1）中成药之间的联合应用：当疾病复杂，一种中成药不能满足所有证候时,可以联合应用多种中成药。多种中成药的联合应用应遵循功效互补及增效减毒原则。功能相同或基本相同的中成药原则上不宜叠加使用;药性峻烈的或含毒性成分的药物应避免重复使用;合并用药时,注意中成药的各药味、各成分之间的配伍禁忌,是否存在"十八反""十九畏";一些病证可采用中成药的内服药与外用药联合使用。

(2)中成药与西药的联合使用:针对具体疾病制订用药方案时,考虑中西药物的主辅地位确定给药剂量、给药时间、给药途径。给药途径相同的,应分开使用。应避免不良反应相似的中西药联合使用,也应避免有不良相互作用的中西药联合使用。

5. 特殊人群使用中成药

(1)妊娠期使用中成药

1)孕妇必须用药时,应选择对胎儿发育及孕妇身体无损害的中成药;尽量采取口服途径给药,应慎重使用中药注射剂;根据中成药的治疗效果,应尽量缩短孕妇的用药疗程,及时减量或停药。

2)可以导致孕妇流产或对胎儿有致畸作用的中成药为妊娠禁忌。此类中成药多为含有毒性较强或药性猛烈的中药,如砒霜、雄黄、轻粉、斑蝥、蟾酥、麝香、马钱子、乌头、附子、土鳖虫、水蛭、虻虫、三棱、莪术、商陆、甘遂、大戟、芫花、牵牛子、巴豆等。

3)可能会导致孕妇流产的中成药属于妊娠慎用药。这类药物多数含有通经祛瘀类的桃仁、红花、牛膝、蒲黄、五灵脂、王不留行、凌霄花、虎杖、卷柏、三七等,行气破滞类的枳实、大黄、芒硝、番泻叶、郁李仁等,辛热燥烈类的干姜、肉桂等,滑利通窍类的冬葵子、瞿麦、木通、漏芦等。

(2)儿童使用中成药

1)儿童使用中成药应注意儿童的生理特殊性,根据不同年龄阶段儿童的生理特点选择恰当的药物和用药方法。儿童使用中成药的剂量必须兼顾有效性和安全性。

2）宜优先选用儿童专用药，儿童专用中成药一般情况下说明书都列有与儿童年龄或体重相应的用药剂量，应根据推荐剂量选择相应的药量。

3）非儿童专用中成药应结合具体病情，在保证有效性和安全性的前提下，根据儿童的年龄与体重选择相应的药量。一般情况 3 岁以内服 1/4 的成人量，3～5 岁可服 1/3 的成人量，5～10 岁可服 1/2 的成人量，10 岁以上与成人量相差不大即可。

4）含有较大的毒副作用成分的中成药，或者含有对小儿有特殊毒副作用成分的中成药应充分衡量其风险与获益，除没有其他治疗药物替代或方法而必须使用外，其他情况下不应使用。

5）儿童患者使用中成药的种类不宜多，应尽量采取口服或外用途径给药，慎重使用中药注射剂。

6）根据治疗效果，应尽量缩短儿童的用药疗程，及时减量或停药。

（3）老年人使用中成药

1）老年人的机体组织结构和生理生化功能出现变化，使得药物在体内的吸收、分布、代谢、排泄过程改变，其药效发生差异，不良反应风险增加。因此明确病证后，尽量选用副作用小的药物，用药宜从小剂量开始。

2）可根据肾脏肌酐清除率调整剂量和给药时间间隔。

3）尽可能减少联合用药种类，避免不良反应发生。

（4）其他：运动员因其职业特殊性，对含有兴奋性成分的药物应避免使用。如含有麻黄（麻黄碱）、马钱子（士的宁）、麝香（普拉雄酮）、罂粟壳（吗啡）的中成药，以及含有克仑特罗和氢氯噻嗪的中西药复方制剂。

6. 中药注射剂

（1）中药注射剂应严格按照药品说明书规定的功能主治使用，辨证施药，禁止超功能主治用药。

（2）用药前应仔细询问过敏史，对中药注射剂或所含的中药组分有过敏或严重不良反应病史者禁用，属于过敏体质者应慎用。

（3）中药注射剂应按照药品说明书推荐的剂量、溶媒、调配要求、给药速度和疗程使用，不超剂量、过快滴注和长期连续用药。

（4）中药注射剂应单独使用，严禁混合配伍，谨慎联合用药。对长期使用的，在每个疗程间要有一定的时间间隔。

（5）如确需两种以上中药注射剂联合使用，应遵循主治功效互补及增效减毒原则，符合中医传统配伍理论的要求，无配伍禁忌和药物相互作用等问题。严禁混合配伍，应分开使用。

（6）中西药注射剂联合使用应谨慎。如果确需联合用药，应根据中西医诊断和各自的用药原则选药，充分考虑药物之间的相互作用，尽可能减少联用药物的种数和剂量，尽可能选择不同的给药途径（如穴位注射、静脉注射）。必须同一途径用药时，应将中西药分开使用，谨慎考虑两种注射剂的使用间隔时间以及药物相互作用，严禁混合配伍。

（三）临床各科室常用中成药处方审核要点

内科疾病常用中成药处方审核要点见表 16-1。

表 16-1 内科疾病常用中成药处方审核要点

中医病名	药物名称	主治疾病	规范证型	用法用量	注意事项
感冒	感冒清热颗粒	风寒感冒	风寒束表	开水冲服。一次1袋，一日2次	用药时不宜服用滋补性中成药
	银翘解毒丸（水蜜丸）	风热感冒	风热犯肺	芦根汤或温开水送服。一次6g，一日3次	孕妇慎用；风寒感冒禁用；用药时不宜服用滋补性中成药
	藿香正气软胶囊	暑湿感冒；胃肠型感冒；呕吐；泄泻	外感风寒，内伤湿滞	口服。一次2~4粒，一日2次	风热感冒及孕妇慎用；不宜久服；用药时不宜服用滋补性中成药
咳嗽	通宣理肺口服液	风寒感冒；咳嗽	风寒束表，肺气不宣；风寒袭肺	口服。一次20ml，一日2~3次	含有麻黄；风热咳嗽、痰热咳嗽、阴虚干咳及孕妇慎用
	急支糖浆	咳嗽	外感风热	口服。一次20~30ml，一日3~4次；儿童1岁以内一次5ml，1~3岁一次7ml，3~7岁一次10ml，7岁以上一次15ml，一日3~4次	含有麻黄；心脏病、高血压患者应慎用；本品清热化痰，寒证忌服；孕妇慎用
	苏黄止咳胶囊	风咳；咳嗽	风邪犯肺	口服。一次3粒，一日3次	含有麻黄；高血压、心脏病患者慎服；孕妇忌服
	养阴清肺丸	干咳；咳嗽	阴虚肺燥	口服。大蜜丸一次1丸，一日2次	风寒咳嗽不宜服用

续表

中医病名	药物名称	主治疾病	规范证型	用法用量	注意事项
喘证	蛤蚧定喘丸	哮病：虚劳咳喘	肺肾两虚，阴虚肺热	口服。水蜜丸一次5～6g，一日2次	含有麻黄；儿童、孕妇及脾胃虚寒者慎用
	百令胶囊	咳嗽：喘证；咯血；肺痿；慢性支气管炎；慢性肾功能不全	肺肾两虚	口服。一次2～6粒，一日3次；慢性肾功能不全一次4粒，一日3次；8周为1个疗程	阴虚火旺，血分有热，胃火炽盛、肺有痰热、外感热病者禁用
	补肺活血胶囊	喘证：肺胀；肺心病（缓解期）	气虚血瘀	口服。一次4粒，一日3次	有明显肝功能异常者慎用
胸痹、心痛	复方丹参滴丸	胸痹：冠心病；心绞痛	气滞血瘀	吞服或舌下含服。一次10丸，一日3次，28d为1个疗程	孕妇、脾胃虚寒患者慎用
	速效救心丸	胸痹：冠心病；心绞痛	气滞血瘀	含服。一次4～6丸，一日3次；急性发作时一次10～15丸	孕妇禁用；寒凝血瘀、阴虚血瘀胸痹心痛不宜单用；伴有中至重度心力衰竭的心肌缺血患者慎用
	麝香保心丸	胸痹：心绞痛；心肌梗死	气滞血瘀	口服。一次1～2丸，一日3次；或症状发作时服用	含有蟾酥；孕妇及对本品过敏者禁用
	通心络胶囊	冠心病：心绞痛；中风	心气虚乏，血瘀络阻	口服。一次2～4粒，一日3次	含有土鳖虫、水蛭、全蝎、蜈蚣；出血性疾患、孕妇及妇女经期及阴虚火旺型中风禁用

续表

中医病名	药物名称	主治疾病	规范证型	用法用量	注意事项
心悸	稳心颗粒	心悸；胸闷胸痛；室性期前收缩；房性期前收缩	气阴两虚，心脉瘀阻	开水冲服。一次1袋，一日3次	缓慢性心律失常禁用；孕妇慎用
	参松养心胶囊	心悸；冠心病室性期前收缩	气阴两虚，心络瘀阻	口服。一次2~4粒，一日3次	含有土鳖虫
	芪苈强心胶囊	心悸；轻、中度充血性心力衰竭	阳气亏虚，络瘀水停	口服。一次4粒，一日3次	含有黑顺片
不寐（失眠）	枣仁安神口服液	失眠；健忘	心阴亏虚，心失所养	口服。晚上临睡前服用，一次10~20ml，一日1次	孕妇慎用
	柏子养心丸	心悸；失眠；健忘	心气虚寒	口服。一次6g，一日2次	含朱砂，不宜久服
	天王补心丸	心悸；健忘；失眠	心阴不足	口服。一次6g，一日2次	含朱砂，不宜长期服用；肝、肾功能不全者禁用；脾胃虚寒，阳虚内寒者不宜服用
头痛、眩晕	芎菊上清片	偏、正头痛；牙疼；咽喉痛	外感风邪	口服。一次4片，一日2次	体虚者慎用
	正天胶囊	头痛；神经性头痛	外感风邪，瘀血阻络	口服。一次2粒，一日3次，疗程为2周，宜餐后服用	含有麻黄、黑顺片；孕妇忌用；实热头痛忌用；对风寒头痛、肝阳头痛、瘀血头痛、血虚头痛的疗效较佳；注意监测血压

续表

中医病名	药物名称	主治疾病	规范证型	用法用量	注意事项
头痛、眩晕	通天口服液	头痛；偏头痛；眩晕；轻、中度中风恢复期	风邪上扰，瘀血阻滞	口服。第1日即刻及服药1h后，2h后和4h后各服10ml，以后每6h服10ml，第2日和第3日一次10ml，一日3次，3d为1个疗程	出血性血管病、阴虚阳亢患者和孕妇禁用；高血压患者慎用
	养血清脑颗粒	头痛；眩晕；失眠	肝旺血虚	口服。一次1袋，一日3次	低血压患者慎服
	杞菊地黄丸	眩晕；耳鸣	肝肾亏虚	口服。水蜜丸一次6g，一日2次	感冒发热患者不宜服用
中风	华佗再造丸	中风恢复期和后遗症	痰瘀阻络	口服。一次4~8g，一日2~3次；重症一次8~16g	孕妇禁用；含有马钱子粉，不宜超剂量、长期用药；肝、肾功能异常者慎用；运动员慎用
	脑心通胶囊	中风中经络	气虚血滞，络脉瘀阻	口服。一次2~4粒，一日3次，建议餐后服用	孕妇禁用；出血倾向，行经期妇女或使用抗凝、抗血小板治疗的患者慎用；脾胃虚弱者慎用；不宜与藜芦同用
水肿	肾衰宁胶囊	慢性肾功能不全	脾胃气虚，浊瘀内阻	口服。一次4~6粒，一日3~4次；小儿酌减	有出血症状者及孕妇禁用

中医病名	药物名称	主治疾病	规范证型	用法用量	注意事项
水肿	肾炎康复片	水肿；慢性肾炎	气阴两虚，脾肾不足，水湿内停	口服。一次5片，一日3次；小儿酌减	孕妇禁服；急性肾炎所致的水肿患者不宜使用
	尿毒清颗粒	慢性肾衰竭；肾性贫血	脾肾湿浊，脾虚血瘀	温开水送服。一日4次，6时、12时和18时各1袋，22时2袋，一日最大用量为8袋；也可另定服药时间，但2次服药间隔不得超过8h	本品含有制何首乌；忌与氧化淀粉等吸附剂合用
	五苓胶囊	水肿；泄泻	阳不化气，水湿内停	口服。一次3粒，一日2次	注意监测血压
	济生肾气丸	水肿；痰饮；喘证	肾阳不足，水湿内停	口服。一次9g，一日2~3次	含有附子，不可过服、久服；热壅盛、风水泛溢者不宜使用；孕妇禁服
淋证	癃清片	热淋；慢性前列腺炎	下焦湿热	口服。一次6片，一日2次；重症一次8片，一日3次	淋证属于肝郁气滞或脾肾两虚、膀胱气化不行者不宜使用；肝郁气滞、脾虚气陷、肾阳衰虚所致的癃闭不宜选用；体虚胃寒者不宜服用
	排石颗粒	石淋；泌尿系结石	下焦湿热	开水冲服。一次1袋，一日3次	脾虚便溏及孕妇慎用

中医病名	药物名称	主治疾病	规范证型	用法用量	注意事项
胃痛	香砂养胃丸	胃痛；吞酸	胃阳不足，湿阻气滞	口服。一次9g(1袋)，一日2次	阴虚燥热者不宜服用
	胃苏颗粒	胃痛；慢性胃炎	肝气犯胃，气滞胃脘	口服。一次1袋，一日3次，15d为1个疗程	孕妇忌服
	三九胃泰颗粒	胃痛	湿热内蕴，气滞血瘀	口服。一次1袋，一日2次	胃寒患者慎用
	摩罗丹	胃痛；慢性萎缩性胃炎	胃虚气逆，中焦气滞、瘀血阻络	口服。一次16丸，一日3次，餐前用米汤或温开水送下	忌食刺激性食物及饮料；孕妇忌服
泄泻	香连片	泄泻；腹痛	湿热中阻	口服。一次5片(大片)，一日3次	孕妇慎用
	四神丸	泄泻	肾阳虚衰	口服。一次9g，一日1~2次	湿热下痢亦非本方所宜
便秘	芪蓉润肠口服液	便秘	气阴两虚，脾肾不足	口服。一次20ml(1支)，一日3次；或遵医嘱	实热病禁用；感冒发热时停服；孕妇慎用
	麻仁润肠丸	便秘	肠胃积热	口服。大蜜丸一次1~2丸，一日2次	虚寒型便秘不宜服用；孕妇慎用；年老体虚者不宜久服

中医病名	药物名称	主治疾病	规范证型	用法用量	注意事项
便秘	四磨汤口服液	婴幼儿乳食内滞证；中老年气滞、食积证；腹部手术后促进肠胃功能恢复	气秘	口服。成人一次20ml，一日3次，疗程为1周；新生儿一次3~5ml，一日3次，疗程为2d；幼儿一次10ml，一日3次，疗程为3~5d	孕妇、肠梗阻、肠道肿瘤、消化道出血后慎禁用；一般手术患者在手术后12h第一次服药，再隔6h第二次服药，以后常法服用或遵医嘱；冬天服用时，可将药瓶放置于温水中加温5~8min后服用
黄疸	茵栀黄颗粒	黄疸；急、慢性肝炎	肝胆湿热	开水冲服。一次2袋，一日3次	葡萄糖-6-磷酸脱氢酶（G-6-PD）缺乏者谨慎使用；脾虚大便溏者慎用；孕妇及哺乳期妇女慎用
消渴	消渴丸	消渴病；2型糖尿病	气阴两虚	口服。一次5~10丸，一日2~3次，餐前用温开水送服	本品含有格列本脲；体质虚弱、营养不良、甲状腺功能亢进者及老年人慎用

外科疾病常用中成药处方审核要点见表16-2。

表16-2　外科疾病常用中成药处方审核要点

中医病名	药物名称	主治疾病	规范证型	用法用量	注意事项
疮疡	连翘败毒丸	疮疡（阳证）	脏腑积热，风热湿毒	口服。一次1袋（6g），一日2次	含有麻黄；疮疡阴证慎用；孕妇禁用；高血压、心脏病患者慎用；运动员慎用；过敏体质者慎用
	如意金黄散	疮疖（阳证）；跌打损伤	热毒瘀滞	外用。红肿、烦热、疼痛用清茶调敷，漫肿无头用醋或葱酒调敷，亦可用植物油或蜂蜜调敷；一日数次	不可内服；切勿接触眼睛、口腔等黏膜处；皮肤破溃处禁用；过敏体质者慎用
瘰疬	内消瘰疬丸	瘰疬；痰核	痰湿凝滞	口服。一次9g，一日1～2次	疮疡阳证慎用；孕妇慎用
	小金丸	瘰疬；瘿瘤；乳岩；乳癖；多发性脓肿	痰气凝滞	打碎后内服。一次20～50丸，一日2次；小儿酌减	含有制草乌，不可过量、久服；孕妇禁用；运动员慎用
痔疮	马应龙麝香痔疮膏	痔疮；肛裂；肛周湿疹	湿热瘀阻	外用。涂搽患处	外用药，禁止内服；切勿接触眼睛、口腔等黏膜处；孕妇及运动员慎用
	地榆槐角丸	痔疮；内痔	脏腑实热，大肠火盛	口服。一次1丸，一日2次	孕妇禁用；经期、哺乳期妇女慎用；过敏体质者慎用

续表

中医病名	药物名称	主治疾病	规范证型	用法用量	注意事项
烧烫伤	湿润烧伤膏	烧、烫、灼伤	热毒壅滞	外用。涂于烧、烫、灼伤等创面（厚度薄于1mm），每4~6h换新药。换药前，须将残留在创面上的药物及液化物拭去，暴露创面用药	对芝麻过敏者禁用；运动员慎用

妇科疾病常用中成药处方审核要点见表16-3。

表 16-3　妇科疾病常用中成药处方审核要点

中医病名	药物名称	主治疾病	规范证型	用法用量	注意事项
月经不调、痛经	乌鸡白凤丸	月经不调	气血两虚	口服。水蜜丸一次6g（1袋），一日2次	感冒发热患者不宜服用
	坤宁口服液	月经过多	气滞血瘀	经期或阴道出血期间口服。一次20ml，一日3次	急性大出血者慎用
	少腹逐瘀颗粒	月经不调；痛经	血瘀	开水冲服。一次1.6g，一日2~3次	孕妇忌服
	艾附暖宫丸	痛经；月经不调	血虚气滞，下焦虚寒	口服。一次1丸，一日2~3次	实热证禁用；服药期间忌食生冷食物
绝经前后诸症	更年安片	更年期诸症	阴虚血热	口服。一次6片，一日2~3次	感冒时不宜服用；眩晕症状较重者应去医院就诊

续表

中医病名	药物名称	主治疾病	规范证型	用法用量	注意事项
带下病	妇科千金片	带下病；腹痛	湿热瘀阻	口服。一次6片，一日3次	忌食辛辣食物
	宫炎平片	带下病；慢性盆腔炎	湿热瘀阻	口服。一次3~4片，一日3次	
保胎药	滋肾育胎丸	滑胎；习惯性流产；先兆流产	脾肾两虚，冲任不固	口服。淡盐水或蜂蜜水送服，一次5g（约2/3瓶盖），一日3次	感冒发热勿服；服药时忌食萝卜、薏苡仁、绿豆芽；肝肾阴虚患者、服药后觉口干口苦者改用蜂蜜水送服
盆腔炎	金刚藤糖浆	附件炎；附件炎性包块及妇科多种炎症	热度炽盛，瘀血阻滞	口服。一次20ml，一日3次	孕妇慎用

儿科疾病常用中成药处方审核要点见表16-4。

表16-4　儿科疾病常用中成药处方审核要点

中医病名	药物名称	主治疾病	规范证型	用法用量	注意事项
感冒	小儿热速清颗粒	感冒	风热犯表	口服。1岁以内一次0.25~0.5袋，1~3岁一次0.5~1袋，3~7岁一次1~1.5袋，7~12岁一次1.5~2袋；一日3~4次	风寒感冒、大便次数多者忌用

续表

中医病名	药物名称	主治疾病	规范证型	用法用量	注意事项
咳嗽	小儿肺咳颗粒	咳嗽；咳喘；小儿支气管炎	肺脾不足，痰湿内壅	开水冲服。1岁以下一次2g,1~4岁一次3g,5~8岁一次6g；一日3次	含淡附片；高热咳嗽者慎用
	小儿消积止咳口服液	食积咳嗽	痰热	口服。1岁以内一次5ml,1~2岁一次10ml,3~4岁一次15ml,5岁以上一次20ml；一日3次。5d为1个疗程	本品适用于饮食积滞、痰热蕴肺所致的咳嗽，若属体质虚弱、肺气不足、肺虚久咳、大便溏薄者慎用；3个月以下的婴儿不宜服用
食积	小儿化食丸	饮食积滞	食滞化热	口服。1岁以内一次1丸,1岁以上一次2丸；一日2次	本品为食滞化热者而设，脾胃虚寒者忌用；本品含有活血药物，不宜久服
	健儿清解液	饮食积滞；咳嗽	清热解毒，消滞和胃	口服。一次10~15ml,婴儿一次4ml,5岁以内8ml,6岁以上酌加；一日3次	不宜同时服用滋补性中成药；脾胃虚弱、大便次数多者慎用；过敏体质者慎用

五官科疾病常用中成药处方审核要点见表16-5。

表16-5 五官科疾病常用中成药处方审核要点

科别	药物名称	本科疾病	主治要点	规范证型	用法用量	注意事项
眼科	黄连羊肝丸	目赤肿痛；视物昏暗	目赤肿痛，视物昏暗，羞明流泪	肝火旺盛	口服。一次1丸,一日1~2次	感冒时不宜服用
	明目地黄丸	视物模糊	目涩畏光，视物模糊，迎风流泪	肝肾阴虚	口服。一次6g(60粒),一日2次	感冒时不宜服用

续表

科别	药物名称	本科疾病	主治要点	规范证型	用法用量	注意事项
眼科	明目上清丸	暴发火眼	清热散风，明目止痛	风热上扰	口服。一次1袋，一日1~2次	孕妇、年老体弱、白内障患者忌服
	石斛夜光丸	目翳	内障目暗，视物昏花	肝肾两亏、阴虚火旺	口服。水蜜丸一次7.3g，一日2次	—
	复方血栓通片	视网膜静脉阻塞	视力下降或视觉异常，眼底瘀血征象，神疲乏力，咽干、口干	血瘀兼气阴两虚	口服。一次3片，一日3次	孕妇慎用
耳鼻喉科	通窍耳聋丸	耳聋	头目眩晕，耳聋蝉鸣，耳底肿痛，目赤口苦，胸膈满闷，大便燥结	肝经热盛	口服。一次6g（1瓶），一日2次	含天南星；阴虚火旺、脾胃虚寒者忌用；孕妇慎用
	耳聋左慈丸	耳鸣耳聋	头晕目眩	肝肾阴虚	口服。一次6g（60丸），一日2次	感冒时不宜服用
	鼻炎康片	急、慢性鼻炎；过敏性鼻炎	清热解毒，宣肺通窍，消肿止痛	风邪蕴肺	口服。一次4片，一日3次	含马来酸氯苯那敏；过敏性鼻炎属虚寒证者慎用；膀胱颈梗阻、甲状腺功能亢进、青光眼、高血压和前列腺肥大患者慎用；孕妇及哺乳期妇女慎用

续表

科别	药物名称	本科疾病	主治要点	规范证型	用法用量	注意事项
耳鼻喉科	藿胆丸	鼻塞	鼻塞，流清涕或浊涕，前额头痛	湿浊内蕴，胆经郁火	口服。一次3～6g（即外盖的半盖至1盖），一日2次	方中含有猪胆粉，对少数民族患者应尊重民族习惯，说明情况
	六神丸	烂喉丹痧；咽喉肿痛；喉风喉痈；单双乳蛾；小儿热疖；痈疡疔疮；乳痈发背；无名肿毒	清凉解毒，消炎止痛	热毒蕴结	口服。一日3次，温开水吞服；1岁每服1粒，2岁每服2粒，3岁每服3～4粒，4～8岁每服5～6粒，9～10岁每服8～9粒，成年人每服10粒。另可外敷在皮肤红肿处取丸十数粒，用冷开水或米醋少许，盛食匙中化散，敷搽四周，每日数次常保潮润，直至肿退为止。如红肿已将出脓或已穿烂，切勿再敷	含蟾酥、雄黄；新生儿禁用；孕妇禁用；对本品过敏者禁用；不宜久服
	黄氏响声丸	急、慢性喉瘖；急、慢性喉炎；声带小结、声带息肉初起	声音嘶哑、咽喉肿痛、咽干灼热、咽中有痰，或寒热头痛，或便秘尿赤	风热外束，痰热内盛	口服。炭衣丸一次6丸（每丸重0.133g），一日3次，餐后服用；儿童减半	胃寒便溏者慎用

续表

科别	药物名称	本科疾病	主治要点	规范证型	用法用量	注意事项
耳鼻喉科	冰硼散	咽痛	咽喉疼痛,牙龈肿痛,口舌生疮	热毒蕴结	吹敷患处。一次少量,一日数次	用药期间忌用补益之品
	口炎清颗粒	口腔炎症	滋阴清热,解毒消肿	阴虚火旺	口服。一次2袋(20g),一日1~2次	脾虚便溏及湿热内盛者慎服

注:药品品种选择主要参考《国家基本药物目录(2018版)》。

(柳芳、毛敏撰写,冯雷、林晓兰、《共识》专家组审阅)

参 考 文 献

[1] 国家中医药管理局. 中成药临床应用指导原则. 中国中医药报,2010-07-02.

[2] 国家药典委员会. 中华人民共和国药典临床用药须知:2020年版. 中药成方制剂卷. 北京:中国医药科技出版社,2022.

[3] 北京市卫生局. 北京地区医疗机构处方集:中药分册(2011版). 上海:第二军医大学出版社,2011:2-619.

[4] 王永炎,严世芸. 实用中医内科学. 2版. 上海:上海科学技术出版社,2009:1-706.

第十七章

儿科常用药物处方审核要点专家共识

一、儿科疾病药物治疗概述

儿童的生长发育是一个连续渐进的动态过程，不同年龄段发育的变化会影响机体对药物的处置，同一药物在儿科人群体内的药代动力学过程不仅与成人不同，而且在各年龄阶段也有所不同。生长发育中的儿童因脏器功能发育不成熟、不健全，对药物的不良反应较成年人更为敏感。儿童疾病发展变化快，选择药物要慎重，剂量要求更准确。因此，必须了解儿童药物治疗特点，掌握药物性能、作用机制、适应证、禁忌证及不良反应、精确的剂量计算和恰当的给药方式，才能更加准确地判断处方的合理性。此外，由于难以在儿童中开展药物临床试验，缺乏儿童专用的药物剂型等原因，超说明书用药现象在儿科普遍存在。药品说明书中儿童用药信息的缺乏、药品外包装存在安全隐患等，导致儿童更易出现用药安全问题。因此，审核儿科药物处方时需格外谨慎。

二、儿童用药剂量计算

儿童由于自身的生理特点，药物的吸收、分布、代谢、排泄都不同于成年人，尤其是新生儿。因此，儿童用药需要根据其体重或者体表面积计算剂量。如无法获取体重或体表面积数据，也可根据年龄进行计算，或者按照成人剂量进行折算。下文就常用的儿童用药剂量计算公式进行说明解释。

（一）按体重计算

首先明确儿童的体重，如果无明确体重可以进行估算。

体重计算方法：

1～6 个月为儿童体重（kg）＝月龄 ×0.7＋出生体重

7～12 个月为儿童体重（kg）＝月龄 ×0.5＋3

1 岁及 1 岁以上为儿童体重（kg）＝年龄 ×2＋8

药品说明书给定儿童剂量：

儿童用药剂量＝儿童体重（kg）× 给定儿童剂量[mg/（kg•d 或次）]

无儿童给定剂量：

儿童用药剂量＝成人剂量 × 小儿体重（kg）/70

方法评价：简单易记，对年幼儿剂量偏小，对年长儿特别是体重过重儿剂量偏大。

（二）按体表面积计算

体表面积计算公式为：

≤30kg 为儿童体表面积（m^2）＝体重（kg）×0.035＋0.1

>30kg 为儿童体表面积（m^2）＝[体重（kg）－30]×0.02＋1.05

儿童体重与体表面积粗略折算表见表 17-1。

表 17-1　儿童体重与体表面积粗略折算表

体重 /kg	体表面积 /m^2	体重 /kg	体表面积 /m^2	体重 /kg	体表面积 /m^2
3	0.21	8	0.42	16	0.70
4	0.25	9	0.46	18	0.75
5	0.29	10	0.49	20	0.80
6	0.33	12	0.56	25	0.90
7	0.39	14	0.62	30	1.15

儿童用药剂量＝成人剂量 × 儿童体表面积（m^2）/1.73m^2

方法评价：因体表面积与基础代谢、肾小球滤过率的关系更为密切，故本方法的计算结果较按年龄、体重计算更为准确，但计算过程较为烦琐。但应注意，某些药物按体表面积计算所得的剂量与依体重计算的结果相差较大，尤其是新生儿时期差异更甚，因此对于这些药物来说，按体表面积计算剂量不适合新生儿及小婴儿，因为他们的生理要求不能与体表面积值相符合。因此新生儿及早产儿必须根据药物的特殊作用，按照特别规定的剂量，按日龄计算。

（三）按年龄计算

Fried's 公式：婴儿用药剂量 = 月龄 × 成人剂量 /150

Young's 公式：小儿用药剂量 =（年龄 × 成人剂量）/（年龄 +12）

方法评价：比较简单易行，剂量不需十分精确的药物如镇咳药、助消化药等可按年龄计算。

（四）按成人剂量折算

见表 17-2。

表 17-2　儿童用药剂量粗略折算表

年龄	相当于成人剂量的比例	年龄	相当于成人剂量的比例
出生～1 个月	1/18～1/14	4～6 岁	1/3～2/5
1～6 个月	1/14～1/7	6～9 岁	2/5～1/2
6 个月～1 岁	1/7～1/5	9～14 岁	1/2～2/3
1～2 岁	1/5～1/4	14～18 岁	2/3～全量
2～4 岁	1/4～1/3		

方法评价：按照此法计算出来的用药剂量，各年龄期均较其他方法为小。

在实际工作中，药物剂量受各种因素影响，任何一个公式都不能用来计算所有药物的剂量，有的药物如营养剂、维生素、钙剂、鞣酸蛋白、黄连素、酵母、微生态制剂等的小儿剂量只略小于成人，不必计算；而需要计算的所得剂量也须综合评定。

三、儿科常用药物处方审核要点

（一）抗菌药物

儿童抗菌药物的选用主要依据的是儿童的年龄、病种和病情，同时要考虑儿童对药物的特殊反应和药物的远期影响。

抗菌药物处方审核要点见表 17-3。

表 17-3 抗菌药物处方审核要点

药物分类	处方审核要点
青霉素类、头孢菌素类	3d 内未使用青霉素类药物应进行皮试，阳性者禁用。头孢菌素类与乙醇（即使很小量）联合应用时可引起体内乙醛蓄积，而显醉酒样反应，称为双硫仑样反应。需要注意某些药物如氢化可的松注射液等含有乙醇
氨基糖苷类	对耳蜗神经有毒性，具有肾毒性，幼儿禁（慎）用
四环素类	可致肝、肾损伤，可沉积于牙齿和骨骼中，影响婴幼儿骨骼正常发育，8 岁以下禁用
大环内酯类	红霉素的毒性低，可用。其他大环内酯类药物使用时注意剂量
氯霉素	主要不良反应有粒细胞及血小板减少、再生障碍性贫血、灰婴综合征等，慎用
磺胺类	体内葡萄糖 -6- 磷酸酶缺乏的儿童可致正铁血红蛋白血症和溶血性贫血，应禁用。还可损伤肝、肾，导致周围神经炎等。幼儿慎用，如使用，应注意大量饮水防止结晶尿
喹诺酮类	可影响软骨发育，说明书规定 18 岁以下禁用。目前临床使用存在一定争议，需要具体问题具体分析
糖肽类	万古霉素注意红人综合征；滴注时间为 60min 以上，或以不高于 10mg/min 的速度给药；万古霉素的浓度应低于 0.5%，去甲万古霉素的浓度应低于 0.4%

（二）精神与神经疾病用药

抗癫痫药作用于中枢系统，如使用过量，可能对智力、听力等某些中枢神经系统功能造成不可逆性损伤。监测血药浓度可以减少治疗阶段的不良反应，提高用药依从性和疗效。

儿童常用抗癫痫药的剂量及血药浓度要求见表 17-4。

表 17-4 儿童常用抗癫痫药的剂量及血药浓度要求

药物名称	起始剂量	增加剂量	维持剂量	最大剂量	有效浓度 / (mg/L)	服药次数 / (次 /d)	不良反应及注意事项
卡马西平	5~10mg/ (kg·d)	每 3~5d 增加 5~10mg/kg	10~30mg/ (kg·d)	1 600mg/d	4~12	2~3	中枢神经系统 ADR（头晕、头痛、共济失调、嗜睡、疲劳、复视等）、胃肠道不适（恶心、呕吐）、皮疹、重症药疹患（HLA-B1502 基因型患者）、低钠血症、骨髓抑制；酶诱导、自身诱导
苯巴比妥	1~1.5mg/kg（1 个月~12 岁）	按需调整	2.5~4mg/ (kg·d)	5mg/ (kg·d)	15~40	1~2	嗜睡、共济失调、眼球震颤、复视、皮疹、重症药疹、认知和行为异常；酶诱导
苯妥英钠	5mg/ (kg·d)	按需调整	4~8mg/kg 或 250mg/m²	250mg/d	10~20	2~3	中枢神经系统 ADR、眼球震颤、牙龈增生、皮疹、叶酸缺乏、骨密度降低、行为异常；酶诱导
丙戊酸	15mg/ (kg·d)	每隔 1 周增加 5~10mg/kg	20~30mg/ (kg·d)	60mg/kg 或总量不超过 2 000mg	50~100	2~3	体重增加、肝衰竭、恶心、呕吐、脱发、震颤、骨髓抑制、皮肤瘀斑、影响卵巢功能

续表

药物名称	起始剂量	增加剂量	维持剂量	最大剂量	有效浓度/(mg/L)	服药次数/(次/d)	不良反应及注意事项
拉莫三嗪（单用）	0.3mg/(kg·d)(1+2周) 0.6mg/(kg·d)(3+4周)	每1~2周增加0.6mg/kg	1~10mg/(kg·d)	15mg/(kg·d)	—	1~2	中枢神经系统ADR、胃肠道不适、皮疹；丙戊酸可抑制其葡萄糖醛酸化
左乙拉西坦	7mg/(kg·次)(1~6月龄) 5~10mg/(kg·次)(>6月龄)	每2周增加7mg/kg 每2周增加10mg/kg	无 10~20mg/(kg·次)	21mg/(kg·次) 30mg/(kg·次)	— —	1~2 2	乏力、嗜睡、头晕、激惹和感染（上呼吸道感染） —
托吡酯	0.5~1mg/(kg·d)	每周增加0.5~1mg/(kg·d)	3~6mg/(kg·d)	无	—	2	体重减轻、出汗减少、发热、感觉异常、中枢神经系统ADR、抑郁和情绪问题、认知和记忆障碍、找词困难
奥卡西平	8~10mg/(kg·d)	每周增加10mg/kg	20~30mg/(kg·d)	40~60mg/(kg·d)	—	2	中枢神经系统ADR、胃肠道不适、皮疹、低钠血症

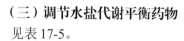

（三）调节水盐代谢平衡药物

见表 17-5。

表 17-5　调节水盐代谢平衡药物

药物类别	代表药物	注意事项
水、电解质补充药	氯化钠注射液、葡萄糖注射液	长期和 / 或单次大剂量输注可以出现电解质紊乱或致脑水肿
酸碱平衡药	碳酸氢钠、乳酸钠	大剂量注射、存在肾功能不全或长期使用可出现心律失常、肌肉痉挛、疼痛、恶心、呕吐等

（四）糖皮质激素类药物

生理剂量和药理剂量的糖皮质激素具有不同的作用，应按不同的治疗目的选择剂量。一般认为给药剂量（以泼尼松为例）可分为以下几种情况：①长期服用维持剂量，即 2.5～15.0mg/d；②小剂量，即<0.5mg/（kg·d）；③中等剂量，即 0.5～1.0mg/（kg·d）；④大剂量，即>10mg/（kg·d）；⑤冲击剂量，即（以甲泼尼龙为例）7.5～30.0mg/（kg·d）。

儿童长期应用糖皮质激素更应严格掌握适应证和妥当选用治疗方法，应根据年龄、体重（体表面积更佳）、疾病严重程度和患儿对治疗的反应确定糖皮质激素治疗方案。应注意药物相互作用：①糖皮质激素可使血糖升高，减弱口服降血糖药或胰岛素的作用；②苯巴比妥、苯妥英钠、利福平等肝药酶诱导剂可加快糖皮质激素的代谢，使用时需适当调整糖皮质激素的剂量；③糖皮质激素与噻嗪类利尿药或两性霉素 B 均能促使排钾，合用时注意补钾；④糖皮质激素可使水杨酸盐的消除加快而降低其疗效，此外，两药合用更易致消化性溃疡；⑤糖皮质激素可使口服抗凝血药的效果降低，两药合用时抗凝血药的剂量应适当增加；⑥伊曲康唑会升高甲泼尼龙的血药浓度并加强其肾上腺抑制作用，合用时注意激素减量；⑦地尔硫草可以降低甲泼尼龙的清除率。应注意密切观察不良反应，如感染、代谢紊乱（水、电解质、血糖、血脂）、体重增加、出血倾向、血压异常、骨质疏松、股骨头坏死等，同时应监测生长和发育情况以避免或降低糖皮质激素对儿童生长和发育的影响。

糖皮质激素的效力比较见表 17-6。

表 17-6　糖皮质激素的效力比较

药物名称	抗炎效力	滞 Na^+ 效力	血浆半衰期 / min	作用持续时间 /h	等效剂量 / mg
氢化可的松	1	1	90	8～12	20
可的松	0.8	0.8	30	8～12	25
泼尼松	3.5	0.8	60	12～36	5
泼尼松龙	4	0.8	200	12～36	5
甲泼尼龙	5	0.5	180	12～36	4
曲安奈德	5	0	>200	12～36	4
倍他米松	25	0	100～300	36～72	0.60
地塞米松	25	0	100～300	36～72	0.75

（五）呼吸系统用药

儿科临床上广泛使用的是 β_2 受体激动剂和胆碱受体拮抗剂。治疗急性支气管痉挛最有效的药物是以沙丁胺醇、特布他林为代表的速效 β_2 受体激动剂。吸入性速效 β_2 受体激动剂是治疗任何年龄儿童急性喘息发作的首要选择。

常用雾化吸入药物配伍见表 17-7。

表 17-7　常用雾化吸入药物配伍

	沙丁胺醇	异丙托溴铵	肾上腺素	布地奈德	盐酸氨溴索	α-糜蛋白酶	3%高渗盐水	乙酰半胱氨酸
沙丁胺醇		C	N1	C	N1	N1	N1	C
异丙托溴铵	C		N1	C	N1	N1	N1	C

续表

	沙丁胺醇	异丙托溴铵	肾上腺素	布地奈德	盐酸氨溴索	α-糜蛋白酶	3%高渗盐水	乙酰半胱氨酸
肾上腺素	N1	N1		N1	N1	N1	N1	C
布地奈德	C	C	N1		N1	N1	N1	C
盐酸氨溴索	N1	N1	N1	N1		N1	N1	N1
α-糜蛋白酶	N1	N1	N1	N1	N1		N1	N1
3%高渗盐水	N1	N1	N1	N1	N1	N1		N1
乙酰半胱氨酸	C	C	C	C	N1	N1	N1	

注：①字母 C 阴影部分表示临床研究中有证据证实此种配伍的稳定性和相容性，但需注意尽量即刻使用；字母 N1 阴影部分表示没有足够的证据评价相容性，除非将来获得进一步的证据，否则应避免使用此种配伍。②异丙托溴铵和沙丁胺醇有用于雾化吸入的复方溶液，其药品说明书中指出，不要把本品与其他任何药品混在同一雾化器中使用。③盐酸氨溴索药品说明书未推荐雾化吸入使用，但临床上常用，但目前尚无配伍的药理学研究以及明确的疗效证据。如需使用，国内现在已经有雾化剂型，可使用雾化剂型。

常用呼吸道用药及注意事项见表17-8。

表17-8 常用呼吸道用药及注意事项

药物类别	代表药物	注意事项
祛痰药	氨溴索、乙酰半胱氨酸、羧甲司坦、桉柠蒎等	祛痰药避免与中枢性镇咳药合用，以防稀化的痰液堵塞气管
镇咳药	右美沙芬	过量可以引起神志不清、呼吸抑制
支气管扩张药	福莫特罗、沙美特罗	不适用于缓解急性哮喘发作，不可突然中断治疗
	沙丁胺醇、特布他林	对肾上腺素受体激动剂过敏者禁用；长期使用可以产生耐受性

（六）解热镇痛药

解热镇痛药只是对症治疗，药效仅能维持数小时，体内药理作用消除后,体温将再度上升。儿童发热多具有自限性,一般不会危及生命。为保证儿童安全使用解热镇痛药,应根据患儿的病情、体质、家族遗传病史和药物的成分等情况,准确选择适合他们的解热镇痛药。

常用解热镇痛药的用药注意事项见表17-9。

表 17-9　常用解热镇痛药的用药注意事项

药物名称	常用剂量	给药频次	最大剂量	注意事项
对乙酰氨基酚	10～15mg/(kg·次)	2次用药的最短间隔时间为6h	2g/d 或 2岁以下 60mg/(kg·d),2～12岁 75mg/(kg·d)	适用于3个月以上的婴幼儿,长期使用可引起造血系统损伤和肝损伤
布洛芬	10mg/(kg·次)	2次用药的最短间隔时间为6～8h	2.4g/d 或 40mg/(kg·d)	适用于6个月以上的婴幼儿,消化性溃疡、对阿司匹林过敏者服用后易诱发哮喘
阿司匹林	冲击治疗:30～100mg(kg·d)维持治疗:3～5mg(kg·d),1次服用	冲击治疗分3～4次服用		用于风湿热及川崎病的治疗。患流感或水痘后忌用;哮喘患者、G-6-PD 缺乏患者、血小板减少者慎用

（七）消化系统用药

临床常用的益生菌类药物比较见表17-10。

表 17-10　临床常用的益生菌类药物比较

药物名称	规格	成分	用法用量	注意事项
地衣芽孢杆菌活菌	0.25g/粒	地衣芽孢杆菌	儿童一次 1 粒，一日 3 次，首次加倍	辅料含乳糖，乳糖不耐受患者不可选用
枯草杆菌二联活菌	250mg/粒	屎肠球菌、枯草杆菌	胶囊：12 岁以上儿童及成人一次 1～2 粒，一日 2～3 次　颗粒：2 岁以下儿童一次 1 袋，一日 1～2 次；2 岁以上儿童一次 1～2 袋，一日 1～2 次	辅料含乳糖，乳糖不耐受患者不可选用
双歧杆菌三联活菌	210mg/粒	长型双歧杆菌、嗜酸乳杆菌、粪肠球菌	一次 2～4 粒，一日 2 次；儿童用药酌减	适于乳糖不耐受患者
双歧杆菌四联活菌	0.5g/片	婴儿双歧杆菌、嗜酸乳杆菌、粪肠球菌、蜡样芽孢杆菌	成人一次 3 片，一日 3 次；儿童用药酌减	适于乳糖不耐受患者
布拉氏酵母菌	0.25g/袋	布拉氏酵母菌	3 岁以上儿童一次 1 袋，一日 2 次；2 岁以下儿童一次 1 袋，一日 1 次	抗菌药物不影响疗效；有潜在真菌感染的风险

　　使用益生菌时用温水冲服，不宜与抗菌药物共用。若需同时应用抗菌药物，应错开服药时间，最好间隔 2～3 小时以上。胃肠道外使用抗菌药物的影响较小。布拉氏酵母菌、酪酸梭菌和芽孢杆菌制剂对抗菌药物不敏感，可以与抗生素同时使用。

对新生儿高胆红素血症和母乳性黄疸,推荐使用双歧杆菌、乳杆菌、粪链球菌、枯草杆菌、酪酸梭菌、芽孢杆菌等益生菌类药物作为辅助治疗。

四、儿科处方审核特别关注内容

(一)药物的耳毒性

药物性耳聋主要表现为听觉系统慢性中毒,以耳聋、耳鸣为主。耳聋多在用药后1~2周出现,对于儿童,特别是年龄小者不会表达,所以早期症状不太容易识别。若儿童用药不哭不闹,反而变得安静,对声音反应变得迟钝,就应该警惕了。尽量避免使用耳毒性药物,若不得不用,剂量宜小,疗程宜短,尽量不要静脉给药。一旦发现药物性耳聋迹象,应及时处理,可选择维生素、神经营养药和血管扩张药等,必要时可加用激素,治疗可持续2~3个月。同时要进行积极的听力和语言训练。

常见耳毒性药物及注意事项见表17-11。

表 17-11　常见耳毒性药物及注意事项

药物类别	常见药物	注意事项
铂类化疗药	顺铂、卡铂、奥沙利铂等	顺铂的耳毒性在儿童中更为显著,如耳鸣和/或高频听力丧失,偶见耳聋
髓袢利尿药	主要包括呋塞米、布美他尼、依他尼酸	大剂量静脉使用时,耳毒性是此类药物的最严重的不良反应,以依他尼酸最大,呋塞米次之,布美他尼最小
氨基糖苷类抗菌药物	主要包括链霉素、庆大霉素、卡那霉素、阿米卡星、西索米星、奈替米星、妥布霉素、小诺霉素、大观霉素等	氨基糖苷类抗生素在内耳外淋巴液中的浓度为血药浓度的670倍,且消除缓慢。该类药物主要影响内耳的听觉和前庭系统,早期可以损伤前庭或者耳蜗,到晚期常常两个部位都受到损伤而引起严重的神经性耳聋

续表

药物类别	常见药物	注意事项
糖肽类抗菌药物	主要包括万古霉素、去甲万古霉素、替考拉宁等	这类药物可引起耳鸣、耳部饱胀感、听力减退甚至缺失、听神经损伤等。耳毒性与血药浓度有关，在大剂量、长时间使用时需注意
大环内酯类抗菌药物	主要包括红霉素、克拉霉素、罗红霉素、阿奇霉素等	可引起可逆性双侧听力损伤，通常伴有耳鸣。其耳毒性与血药浓度有关，剂量过大或用药时间过长都会造成听力损伤
四环素类抗菌药物	主要包括四环素、土霉素、多西环素、美他环素和米诺环素等	四环素类药物产生耳毒性的剂量依赖性非常明显
β- 内酰胺类抗菌药物	氨苄西林、氯唑西林、头孢唑林、头孢拉定等	已有资料表明氨苄西林、氯唑西林、头孢唑林、头孢拉定等 β- 内酰胺类抗生素也具有耳鸣或听力减退的不良反应，尤其肾功能不全患者在较高剂量用药时，症状通常停药后可缓解
喹诺酮类抗菌药物	主要包括诺氟沙星、培氟沙星、依诺沙星、左氧氟沙星、环丙沙星和莫西沙星等	口服或静脉给药均有导致耳毒性的报道。经耳给药后偶有中耳疼痛及瘙痒感，停药后症状多缓解或消失
其他抗菌药物	氯霉素	全身应用具有耳毒性作用，局部滴耳可引起听力下降
	多黏菌素	可引起前庭反应，有时可有耳鸣，但一般无听觉损伤，停药后多可缓解

（二）家族遗传性疾病对用药的影响

家族遗传性疾病对用药的影响多在小儿首次用药期间发现，如 G-6-PD 缺乏症患者使用磺胺类抗生素、对氨基水杨酸、阿司匹林等会引起细胞溶血。中药中的珍珠、黄连、腊梅花、金银花等也禁用于 G-6-PD 缺乏症患者。

（三）超说明书用药审核注意事项

超说明书用药属于临床较为常见的用药现象之一，主要是指药品使用的适应证、给药方法或途径不在药品监督管理部门批准的说明书范围内。处方审核中发现超药品说明书用药时，应要求相关科室提供权威的证据支持，结合本院实际情况上报药事管理与药物治疗学委员会进行相关备案批准后执行。超说明书用药处方审核时应仔细评估疗程、给药途径、给药剂量、药物禁忌、相互作用及循证支持等。如奥司他韦颗粒用于 1 岁以下婴幼儿的甲型和乙型流感的治疗；重组人干扰素 α1b 注射液雾化用于小儿抗病毒治疗，说明书中无雾化用法，在儿科的临床应用专家共识中有干扰素雾化使用方法和剂量；四环素、喹诺酮类药物用于耐药支原体感染的治疗等。处方审核中应权衡利弊、综合分析，以保障安全用药。

（刘莹撰写，赵蕾蕾、杜小莉、《共识》专家组审阅）

参 考 文 献

[1] 徐虹，孙锟，李智平，等. 临床药物治疗学：儿科疾病. 北京：人民卫生出版社，2016：1-15.

[2] 王卫平. 儿科学. 8 版. 北京：人民卫生出版社，2013：1-8.

[3] 中华医学会儿科学分会临床药理学组，《中华儿科杂志》编辑委员会. 中国儿科超说明书用药专家共识. 中华儿科杂志，2016，54（2）：101-103.

[4] 李振芳. 实用儿科药物剂量速查手册. 5 版. 北京：中国医药科技出版社，2018：1-8.

[5] 广东省药学会，中山大学孙逸仙纪念医院，南方医科大学南方医院. 氟喹诺酮类抗菌药物在儿童应用中的专家共识. 今日药学，2018，28（1）：1-10.

[6] 洪建国，陈强，陈志敏，等. 儿童常见呼吸道疾病雾化吸入治疗专家共识. 中国实用儿科杂志，2012，27（4）：265-269.

[7] 中华人民共和国卫生部. 糖皮质激素类药物临床应用指导原则. 中华内分泌代谢杂志, 2012, 28(2): 171-202.

[8] 郑跃杰, 黄志华, 刘作义, 等. 微生态制剂儿科应用专家共识(2010年10月). 中国实用儿科杂志, 2011, 26(1): 20-23.

第十八章

妊娠期及哺乳期用药处方审核要点专家共识

一、妊娠期及哺乳期药物治疗概述

妊娠期及哺乳期用药由于用药人群特殊，兼之用药对胎儿或新生儿的影响，历来是用药审核的重点与难点。处方审核在保证治疗需要的同时，应最大化地保障患者用药安全。药师在审核工作中，需结合药品说明书、专业书籍、数据库、临床试验及动物实验数据，为临床应用提供定性及定量的药学意见。

药物对于妊娠期及哺乳期的相关影响分别涉及药物透过血胎屏障或进入母乳的能力，以及其对胎儿或新生儿可能发生的影响。一般认为分子量<600、脂溶性强、离子化程度低的药物透过血胎屏障及进入母乳的能力较强，对胎儿或乳儿有较高的暴露量；分子量为 600～800 的药物能够透过胎盘；分子量>1 000 的药物不易透过胎盘。药物的血浆蛋白结合率也会影响其透过胎盘的能力。生物制药分类系统（biopharmaceutics classification system，BCS）中的 I 类及 II 类药物的渗透能力强，尤其需注意其妊娠期及哺乳期的用法。

药物透过血胎屏障的影响因素见图 18-1。

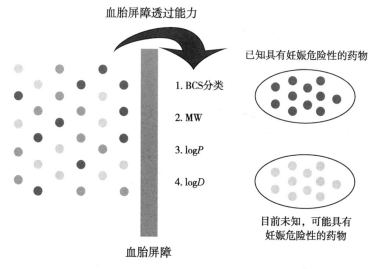

图 18-1　药物透过血胎屏障的影响因素

二、妊娠期及哺乳期处方审核要点

（一）妊娠期及哺乳期禁用药物

随着生育政策的调整，绝经前女性的处方均有可能涉及妊娠期及哺乳期的相关问题。在处方审核过程中，对于 18～50 岁女性及有潜在生育力男性的处方，临床诊断涉及"妊娠、妊、孕、子痫、HELLP 综合征"等妊娠相关诊断时，尤其需加以重视。若诊断中标明孕周，审核时需注意相关药物对于不同妊娠阶段的适宜性。对于部分妊娠期禁用药物所涉及的相关诊断亦需留意，如沙利度胺对应的多发性骨髓瘤、白塞综合征，利巴韦林对应的病毒性感染等。如发现处方中存在妊娠期禁用药物，可与取药患者确认其是否处于妊娠状态，如是则需及时与处方医师沟通。此外，还需注意药品剂量及给药途径。必要时可查阅药品说明书，对相关信息进行确认。目前说明书中关于妊娠期及哺乳期的相关描述多集中于以下几类描述情况（表 18-1），若为前两类则需与处方医师沟通，若为后三类则可与专科临床药师进一步沟通。

表 18-1　目前药品说明书中关于妊娠期及哺乳期的描述

说明书对于妊娠期及哺乳期的描述语言
禁用 / 禁忌
忌用 / 不推荐 / 避免 / 不宜使用
慎用 / 权衡利弊
在医师或药师指导下使用
无 / 尚不明确 / 无明确表述

对于目前妊娠期及哺乳期禁用的药物（表 18-2 和表 18-3），还需注意部分代谢较慢的药物，如维 A 酸类、利巴韦林等药物，需嘱患者至少 3 个月内要采取避孕措施；若患者已服用此类药物，则应及时与医师或临床药师进行沟通，确定下一步的干预措施。对于妊娠期细菌感染，可选择青霉素、红霉素、阿奇霉素、头孢菌素、克林霉素、美罗培南等药物；真菌感染时，依据孕周选择阴道及外用药物；抗病毒治疗中须避免利巴韦林的应用。

表 18-2　妊娠期禁用的部分药物

药物类别	药物名称
抗感染药	复方磺胺甲噁唑、四环素类、氯霉素类、喹诺酮类、利福平、利巴韦林等
雄激素及同化激素类	达那唑、司坦唑醇、睾酮、甲睾酮、比卡鲁胺等
雌激素类	雌二醇、己烯雌酚、炔雌醇、氯米芬等
孕激素类	甲地孕酮、甲羟孕酮、雷洛昔芬、炔诺酮、左炔诺孕酮等
促性腺激素类	促卵泡素 α、促卵泡素 β、尿促卵泡素、尿促性素、曲普瑞林、绒促性素、戈舍瑞林、亮丙瑞林、西曲瑞克等
他汀类调血脂药	阿托伐他汀、氟伐他汀、洛伐他汀、普伐他汀、瑞舒伐他汀、辛伐他汀等

续表

药物类别	药物名称
镇静催眠药	艾司唑仑、替马西泮、氟西泮等
抗肿瘤药	氟尿嘧啶、甲氨蝶呤、顺铂等
皮肤科用药	维A酸类：异维A酸、阿维A、阿维A酯、他扎罗汀等
妇科用药	缩宫素、麦角新碱、米索前列醇、米非司酮等
其他	乙醇或含乙醇的制剂、碘化钠（如作为祛痰药使用为D级）、碘甘油、波生坦、华法林、前列地尔、沙利度胺、来氟米特、非那雄胺、双氢麦角胺等

表 18-3　哺乳期禁用的部分药物

药物类别	药物名称
激素及内分泌药物	达那唑、司坦唑醇、氟甲睾酮、睾酮、甲睾酮、氧雄龙、比卡鲁胺、己烯雌酚、溴隐亭、雷洛昔芬、他莫昔芬等
他汀类调血脂药	阿托伐他汀、氟伐他汀、洛伐他汀、普伐他汀、瑞舒伐他汀、辛伐他汀等
抗肿瘤药	卡铂、卡莫司汀、多柔比星、氟尿嘧啶、甲氨蝶呤、表柔比星等
皮肤科用药	维A酸类：异维A酸、阿维A、阿维A酯、他扎罗汀等
抗病毒药	齐多夫定、拉米夫定、膦甲酸钠、洛匹那韦、替诺福韦、恩替卡韦等
其他	胺碘酮、美司钠、疫苗、双氢麦角胺等

（二）妊娠期常用药物

对于可在妊娠期应用的药物，需注意其禁忌证（表18-4）。若相关诊断中存在其禁忌证，则需与处方医师进一步沟通。

表 18-4　妊娠患者常用药物的禁忌证

药物名称	禁忌证
硫酸镁	重症肌无力、肾功能不全、近期心肌梗死和心肌病病史

续表

药物名称	禁忌证
利托君	妊娠不足20周、心脏病、肝功能异常、先兆子痫、产前出血、未控制的糖尿病、心动过速、低血钾、肺动脉高压、甲状腺功能亢进、绒毛膜羊膜炎
拉贝洛尔	支气管哮喘、病态窦房结综合征、心脏传导阻滞（二～三度房室传导阻滞）未安装起搏器、重度或急性心力衰竭、心源性休克
硝苯地平	心脏病、低血压、肾脏病；不能与硫酸镁同用
胰岛素及其制剂	低血糖
琥珀酸亚铁	严重肝、肾损伤（尤其是伴有未经治疗的尿路感染），铁负荷过高，血色病或含铁血黄素沉着症，非缺铁性贫血（如地中海贫血）
左甲状腺素钠	未经治疗的肾上腺功能不足、垂体功能不足、甲状腺毒症；妊娠期不能与抗甲状腺药联用治疗甲状腺功能亢进
地屈孕酮	妊娠期产生或加重的疾病或症状，如严重瘙痒症、阻塞性黄疸、妊娠期疱疹、卟啉症和耳硬化症

（三）药物剂型

药物剂型可为药师审方提供相关信息，如处方中包含滴剂、乳剂、膜剂、栓剂等剂型的药物，药师应警惕，因这些剂型的药物以脂溶性形式存在较多，透过血胎屏障或进入母乳的能力较强，需关注其妊娠期及哺乳期用药的安全性。酊剂、醑剂以乙醇作为溶剂，搽剂以高浓度乙醇作为溶剂，部分搽剂还将二甲基亚砜（DMSO）作为助溶剂，而乙醇和二甲基亚砜均具有较强的致畸性，妊娠期及哺乳期患者应避免使用。阴道制剂经审核后如认为妊娠期及哺乳期可以应用，用药交代时需同时嘱患者避免使用投药器。对注射剂需同时审核药物所用的辅料，中药注射剂药物原则上避免用于妊娠期及哺乳期患者，必要时与处方医师进一步沟通。

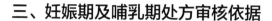

三、妊娠期及哺乳期处方审核依据

（一）妊娠期ABCDX字母风险分类

美国FDA于1979年建立妊娠期ABCDX字母风险分类（表18-5）和哺乳期L1～L5风险分类，尽管FDA于2015年公布了新的妊娠期及哺乳期妇女用药规则，但目前诸多参考资料依旧保留了原有的ABCDX字母风险分类，这一分类可为处方审核提供一定的参考。

表18-5　妊娠期ABCDX字母风险分类

	动物实验	临床试验	应用原则
A	—	在充分严格的对照试验中，妊娠3个月内的妇女未见对胎儿有风险（妊娠6个月内的妇女未有证据证明有风险）	—
B	动物繁殖试验中，未见对胎儿有风险	在孕妇中无充分严格的对照试验	—
	动物实验中证明有风险	在妊娠3个月内的孕妇中无充分严格的对照试验（妊娠6个月内的妇女未有证据证明有风险）	
C	动物繁殖试验中，结果显示对胎儿有不良反应	临床研究中无充分严格的对照试验	权衡利弊，风险仍可接受
	未进行动物实验	临床研究中无充分严格的对照试验	
D	—	临床研究和市场报告有明确证据显示对胎儿确有不良反应	权衡利弊，风险仍可接受（例如孕妇有生命危险或严重疾病，而相应更安全的药物无法使用或无效）

续表

	动物实验	临床试验	应用原则
X	动物实验和临床试验证明确有致畸性，或临床研究以及市场报告有明确证据显示对胎儿确有不良反应		用药风险明显弊大于利（如有更安全的药物或其他治疗方法）

（二）FDA 现行妊娠用药规则

目前，除极少数药品外，多数药品说明书均已除去 ABCDX 字母风险分类，采用新的妊娠用药规则对药品在妊娠期及哺乳期的使用进行描述（表 18-6）。其中需要重点关注的除发生率外，还需关注暴露时间点、暴露时长及暴露剂量的影响。同时需针对临床试验、动物实验及药理机制不同的参考依据，对药品妊娠期及哺乳期暴露风险进行评价。

表 18-6　FDA 现行妊娠用药规则

人群	用药规则
妊娠期和围产期	（1）孕妇药物暴露认证
	（2）风险概述
	1）根据临床试验数据作出的风险评述：①发生率；②暴露剂量的影响；③暴露持续时间的影响；④暴露时间点的影响
	2）根据动物实验数据作出的风险评述：①受感动物的数目及种类；②暴露时间点；③动物剂量换算成人体剂量或等效暴露剂量；④对妊娠动物及新生胎儿的影响
	3）根据药理机制作出的风险评述
	（3）临床考量
	1）所患疾病对孕妇以及胎儿造成的风险
	2）妊娠期和生育后的剂量调整
	3）对孕妇的不良反应
	4）对胎儿及新生儿的不良反应
	5）分娩

续表

人群	用药规则
妊娠期和围产期	（4）支持数据 1）临床试验数据：①数据来源（如对照临床试验、正在进行或已完成的孕妇暴露认证、其他流行病学或调查学研究或病案回顾性研究）；②项目数量；③研究持续时间；④药品暴露信息（时间点、持续时间和暴露剂量）；⑤数据限制因素，包括是否存在潜在的偏倚和偏向 2）动物实验数据：①实验类型；②动物种类；③动物的给药剂量或暴露剂量换算成人体剂量或等效暴露剂量及其计算方法；④暴露持续时间及暴露时间点；⑤是否出现母体毒性；⑥数据限制因素
哺乳期	（1）风险概述 1）药物是否在母乳中出现 2）药物对受乳儿童的影响 3）药物对泌乳量的影响 4）风险 - 获益评述 （2）临床考量 1）最小化药品暴露 2）不良反应监测 （3）支持数据
潜在生育人群	（1）妊娠测试 （2）避孕 （3）致不孕不育

（三）其他妊娠期及哺乳期用药分类方法

除参考药品说明书外，需进一步根据专业书籍及数据库对药品暴露风险进行评估，Briggs 妊娠风险分类（表 18-7）从不同的参考资料角度对药品暴露风险进行评估。妊娠期及哺乳期用药相关数据库见表 18-8。

表 18-7 Briggs 妊娠用药分类

妊娠风险分类	具体描述
适用	适用
	可能适用——无人体临床资料或临床资料有限
	适用——母体获益 > 胚胎及胎儿风险
妊娠风险	人体临床资料及动物实验资料均提示存在妊娠风险
	人体临床资料提示低风险
	人体临床资料提示妊娠早期存在风险
	人体临床资料提示妊娠早、晚期存在风险
	人体临床资料提示妊娠中、晚期存在风险
	人体临床资料提示妊娠晚期存在风险
	无人体临床资料或人体临床资料有限——动物实验资料提示存在低风险
	无人体临床资料或人体临床资料有限——动物实验资料提示存在中等风险
	无人体临床资料或人体临床资料有限——动物实验资料提示存在风险
	无人体临床资料或人体临床资料有限——动物实验资料提示存在高风险
禁忌	禁忌
	禁忌——妊娠早期
	禁忌——妊娠中、晚期
尚不明确	无人体临床资料或临床资料有限——无相关动物实验资料

表 18-8 妊娠期及哺乳期用药相关数据库

在线数据库	相关信息
REPROTOX	妊娠期用药安全性评估,动物实验数据,临床试验中关于妊娠期、哺乳期、生育力的相关报道

在线数据库	相关信息
TOXNET	致畸毒性数据库（Developmental and Reproductive Toxicology Database，DART）；哺乳期安全性评价数据库 LactMed
ICBD	国际出生缺陷检测

（四）指南及共识参考要点

由于诊疗过程中患者或疾病的特殊性，临床药师审核处方时需同时参考相关疾病的指南或共识，针对具体情况进行审核（表18-9）。对于部分说明书未说明而临床指南推荐的用法用量，除结合患者情况进行个体化用药指导外，还需做好知情同意及超说明书备案等相关工作，保证患者治疗需要的同时避免相关法律纠纷。

表18-9　BSR and BHPR 抗免疫药物妊娠期及哺乳期应用指南

药物类别	围孕期	妊娠早期	妊娠中期/妊娠晚期	哺乳期	男性配偶
糖皮质激素					
泼尼松龙	是	是	是	是	是
甲泼尼龙	是	是	是	是	是
抗疟药					
羟氯喹	是	是	是	是	是[a]
改善病情抗风湿药（DMARD）					
甲氨蝶呤（<20mg/周）	预先停药3个月后受孕	否	否	否	是[a]
柳氮磺吡啶（补充叶酸5mg）	是	是	是	是[b]	是[c]
来氟米特	考来烯胺洗脱，否	否	否	尚无数据	是[a]

续表

药物类别	围孕期	妊娠早期	妊娠中期/妊娠晚期	哺乳期	男性配偶
硫唑嘌呤 [<2mg/(kg·d)]	是	是	是	是	是
环孢素	是	是[d]	是[d]	是[a]	是[a]
他克莫司	是	是[d]	是[d]	是[a]	是[a]
环磷酰胺	否	否[e]	否[e]	否	否
吗替麦考酚酯	预先停药6周后受孕	否	否	否	是[a]
丙种球蛋白	是	是	是	是	是[a]
TNF拮抗剂					
英夫利西单抗	是	是	妊娠16周后停药	是[a]	是[a]
依那西普	是	是	妊娠中期可用,妊娠晚期停药	是[a]	是[a]
阿达木单抗	是	是	妊娠中期可用,妊娠晚期停药	是[a]	是[a]
赛妥珠单抗	是	是	是[a]	是[a]	尚无资料
戈利木单抗	尚无资料	尚无资料	尚无资料	尚无资料	尚无资料
其他生物制剂					
利妥昔单抗	预先停药6个月后受孕	否[f]	否	尚无资料	是[a]
托珠单抗	预先停药3个月后受孕	否[f]	否	尚无资料	尚无资料[g]
阿那白滞素	否	否[f]	否	尚无资料	尚无资料[g]
阿巴西普	否	否[f]	否	尚无资料	尚无资料[g]
贝利木单抗	否	否[f]	否	尚无资料	尚无资料[g]

注:是为可以使用;否为不可使用;[a]数据有限;[b]仅限于健康的足月儿;[c]在受孕前预先停用柳氮磺吡啶3个月,有可能增加受孕概率;[d]建议监测母亲的血压、肾功能、血糖和药物浓度;[e]仅在危及生命或危及器官功能的情况下权衡利弊使用;[f]妊娠早期意外暴露的致畸性较小;[g]致畸性较小。

（五）临床研究资料参考要点

对于专业书籍及数据库缺乏相关信息的药物，可参考临床研究结果对药物的暴露风险进行评估。不同临床研究资料的证据等级基本遵从随机对照试验＞前瞻性队列研究＞回顾性病例对照研究的顺序。

（六）动物实验数据参考要点

若无法检索到药物临床研究资料，或缺乏针对剂量等问题的参考资料，可参考动物实验数据对药物暴露风险及暴露剂量进行估算。TOXNET 数据库纳入药物的妊娠期及哺乳期动物相关数据，应用时需注意相关子数据库。对于动物实验中不同种属的研究数据与人体剂量的换算关系可参考不同体重及体表面积的换算关系。妊娠期风险剂量估算需参考静脉血／脐带血比例，而哺乳期用药估算需考虑母乳／静脉血比例。计算不同种属的风险剂量后，需对其较小的风险剂量进行评估，确保用药安全性。若药物缺乏妊娠期安全用药剂量，可遵循妊娠毒性试验的设计原则，妊娠毒性剂量最大值应为对动物产生轻度毒性的剂量，一般选取 LD_{50} 值的 $1/5\sim1/3$。

不同种属间的剂量换算见表 18-10。

表 18-10　不同种属间的剂量换算

	小鼠（20g）	大鼠（200g）	豚鼠（400g）	兔（1.5kg）	猫（2.0kg）	猴（4.0kg）	犬（12kg）
人体（70kg）	387.9	56.0	31.5	14.2	13	6.1	3.1

注：该表为人体相对于不同动物的剂量换算倍数，例如大鼠剂量为 10mg/（kg·d），则人体剂量为 10mg/kg×0.2kg×56 倍 /70kg=1.6mg/kg，日剂量为 1.6mg/kg×70kg= 112mg。

（杜博冉撰写，杜小莉、《共识》专家组审阅）

参 考 文 献

[1] SWEETMAN S C. 马丁代尔大药典：第 37 版［M］. 李大魁，金有豫，汤光，等译. 北京：化学工业出版社，2014.

[2] WEINER C P, BUHIMSCHI C. Drugs for pregnant and lactating women. 2nd ed. USA, Philadelphia: Elsevier Medicine, 2009.

[3] BRIGGS G G, FREEMAN R K, YAFFE S J. Drugs in pregnancy and lactation. 10th ed. USA, Philadelphia: Lippincott Williams & Wilkins, 2014.

[4] CHRISTOF S, PAUL P, RICHARD K M. Drugs during pregnancy and lactation. 3rd ed. UK, Oxford: Academic Press, 2014.

[5] HALE T W. Medications and mothers′ milk. USA, New York: Hale Pub L P, 2017.

[6] HALE T W. 药物与母乳喂养：第 12 版. 胡雁，译. 北京：人民卫生出版社，2007.

[7] SCHAEFER C, PETERSP, MILLER R K. 孕期与哺乳期用药指南. 山丹，译. 北京：科学出版社，2010.

[8] BRIGGS G G, FREEMAN R K, YAFFE S J. 妊娠期和哺乳期用药：第 7 版. 杨慧霞，段涛，译. 北京：人民卫生出版社，2008.

[9] 肖长纪，杨慧霞.《妊娠期巨细胞病毒感染的临床实践指南》解读. 中华围产医学杂志，2015，18（11）：805-807.

[10] 张修礼，令狐恩强，刘庆森. 妊娠期炎症性肠病的处理 - 多伦多共识意见（2015）解读. 中华胃肠内镜电子杂志，2016，3（2）：49-53.

[11] HARDEN C L, HOPP J, TING T Y, et al. Management issues for women with epilepsy-Focus on pregnancy（an evidence-based review）: I. Obstetrical complications and change in seizure frequency: Report of the Quality Standards Subcommittee and Therapeutics and Technology Assessment Subcommittee of the American Academy of Neurology and the American Epilepsy Society. Epilepsia, 2009, 50（5）: 1229-1236.

[12] 陈明明，张师前. 加拿大妇产科医师协会（SOGC）化疗与妊娠指南. 中国实用妇科与产科杂志，2015，31（9）：836-841.

[13] 窦攀，张涵，杨慧霞. 结合《中国居民膳食营养素参考摄入量（2013版）》和妊娠合并糖尿病相关指南解读妊娠期能量. 中华围产医学杂志，2015，18（8）：582-585.

[14] 苏日娜，杨慧霞. 美国糖尿病学会 2015 年《妊娠期糖尿病诊治标准》摘译. 中华围产医学杂志，2015，18（10）：746.

[15] 中华医学会妇产科学分会产科学组. 妊娠剧吐的诊断及临床处理专家共识（2015）. 中华妇产科杂志，2015，50（11）：801-804.

[16] 中华医学会妇产科学分会产科学组. 妊娠期肝内胆汁淤积症诊疗指南（第 1 版）. 中华妇产科杂志，2011，46（5）：391-395.

[17] 中华医学会妇产科学分会妊娠期高血压疾病学组. 妊娠期高血压疾病诊治指南（2015）. 中华妇产科杂志，2015，50（10）：721-728.

[18] 肖长纪，杨慧霞.《妊娠期微小病毒 B19、水痘带状疱疹病毒及弓形虫感染的临床实践指南》解读. 中华围产医学杂志，2015，18（12）：885-888.

[19] 中华医学会围产医学分会. 妊娠期铁缺乏和缺铁性贫血诊治指南. 中华围产医学杂志，2014，17（7）：451-454.

[20] CHI C C, KIRTSCHIG G, ABERER W, et al. Updated evidence-based（S2e）European Dermatology Forum guideline on topical corticosteroids in pregnancy. Journal of the European Academy of Dermatology and Venereology，2017，31（5）：761.

[21] 摩西·霍德，阿尼尔·卡普尔，大卫·塞克斯，等. 国际妇产科联盟（FIGO）关于妊娠期糖尿病的倡议：诊断、管理与护理实践指南. 糖尿病天地（临床），2016，10（8）：339-352.

[22] 王谢桐. 美国妇产科医师协会"妊娠期水痘-带状疱疹病毒感染的临床实践指南"解读. 中国实用妇科与产科杂志，2016，32（6）：508-510.

[23] 刘洋铭，饶海英，漆洪波. 美国母胎医学会"妊娠期乙型肝炎的筛查、

治疗及垂直传播的预防指南"要点解读. 中国实用妇科与产科杂志, 2016, 32(6): 505-507.

[24] 中华医学会妇产科学分会产科学组. 妊娠合并心脏病的诊治专家共识(2016). 中华妇产科杂志, 2016, 51(6): 401-409.

[25] 陈子江, 林其德, 王谢桐, 等. 孕激素维持早期妊娠及防治流产的中国专家共识. 中华妇产科杂志, 2016, 51(7): 481-483.

[26] 中华医学会内分泌学分会, 中华医学会围产医学分会. 妊娠和产后甲状腺疾病诊治指南. 中华内分泌代谢杂志, 2012, 28(5): 354-371.

[27] 中华医学会妇产科学分会产科学组. 妊娠晚期促子宫颈成熟与引产指南(2014). 中华妇产科杂志, 2014, 49(12): 881-885.

[28] HAMILTON L, BARKHAM N, BHALLA A, et al. BSR and BHPR guideline for the treatment of axial spondyloarthritis (including ankylosing spondylitis) with biologics. Rheumatology, 2017, 56(2): 313-316.